饶旺福四十年临证精粹

重症肌无力治验传承录

主　审◎饶旺福

主　编◎黄春华　饶凯华

副主编◎赵丽群　韦玲芝

编　委◎刘丽婷　谢荣芳　万　强　章正祥　刘海顺　刘意如

中国中医药出版社

·北　京·

图书在版编目（CIP）数据

饶旺福四十年临证精粹：重症肌无力治验传承录 / 黄春华，饶凯华主编 .—北京：中国中医药出版社，2020.12

ISBN 978-7-5132-6342-9

Ⅰ.①饶… Ⅱ.①黄… ②饶… Ⅲ.①重症肌无力－中医临床－经验－中国 Ⅳ.① R277.761

中国版本图书馆 CIP 数据核字（2020）第 147953 号

中国中医药出版社出版

北京经济技术开发区科创十三街 31 号院二区 8 号楼

邮政编码　100176

传真　010-64405721

三河市同力彩印有限公司印刷

各地新华书店经销

开本 710×1000　1/16　印张 8.5　字数 130 千字

2020 年 12 月第 1 版　2020 年 12 月第 1 次印刷

书号　ISBN 978-7-5132-6342-9

定价　38.00 元

网址　www.cptcm.com

社长热线　010-64405720

购书热线　010-89535836

侵权打假　010-64405753

微信服务号　zgzyycbs

微商城网址　https：//kdt.im/LIdUGr

官方微博　http：//e.weibo.com/cptcm

天猫旗舰店网址　https：//zgzyycbs.tmall.com

如有印装质量问题请与本社出版部联系（010-64405510）

前言

重症肌无力是一种难治性神经系统疾病。病程长、恢复慢、易反复是该病的主要特点，使得罹患此病的患者受尽百般折磨，也给患者及其家庭带来了沉重的负担。

随着现代医学的快速发展以及对重症肌无力研究的不断深入，尤其是各种治疗手段和药物的相继问世（如胆碱酯酶抑制剂、激素、免疫抑制剂、丙种球蛋白、血浆置换以及胸腺手术或放疗），使得该病的病死率较前明显降低，预后得到大幅度提高，甚至人们曾一度乐观地认为该病已经完全被攻克，但是仍有许多亟待解决的问题，如激素的依赖性、停药后易复发、各种治疗手段和药物的严重不良反应导致患者难以耐受，以及一些新型免疫抑制药物药源困难和费用高使患者难以坚持等。

中医药历来以“简、便、廉、验”得到广大患者的认可和使用。对于本病，《黄帝内经》即有论述，后代医家从理论或临床上都有进一步认识和发展，并取得明显的疗效。长期的临床经验总结认为，中医药在缓解该病临床症状，减少病情反复，减轻西药毒副反应、改善患者生活质量及参与危象救治方面发挥了重要的作用，且独具优势。

饶旺福教授（以下称为饶老）从事中医临床、教学与科研工作四十余载，博览中医典籍，坚持中医辨病与辨证相结合，用最朴素的中医思维遣方用药，对于重症肌无力的诊疗摸索出一套较为完整的诊疗方案，并取得了较好的临床疗效。饶老指出：“全面而系统地整理重症肌无力相关古今文献以及个人的诊疗经验从而总结成册，单病种著书是一件非常有意义的事，这在当今众多的中医书籍中是不多见的。”正是抱着这样一种美好想法和目的，此书在饶老的指导下，经过饶旺福全国名老中医药专家经验传承工作室的成员历经一年多时间的努力而完成定稿。

本书的内容主要分上下两部分，上部主要是对从《黄帝内经》至现代以来有关历代先贤医家对重症肌无力相关文献记载的系统整理，其中包括明清以前的古代医家的论述记载和近代医家的理论主张及医案；下部主要是针对饶老治疗重症无肌力的个人理论观点和继承者的个人体会，以及饶老治疗该病常用中药的详细介绍，最后精选了一些饶老在临床诊治上具有代表性和典型性的医案，其中加入了一些照片，以期更加形象和真实。

在本书即将完成之际，我们全体编写人员都非常兴奋，因为我们完成了一件极其有意义的事情，希望本书的出版能对广大中医同仁、中医学子及患者有所裨益和参考。

最后，衷心感谢饶旺福教授对此书的编写给予的无私指导和修改；感谢所有参编作者以及研究生们为本书的成功编撰付出的艰辛努力。感谢中国中医药出版社给予的巨大支持和精心指导。

因水平有限，书中不妥之处在所难免，敬请广大中医同道、专家及读者批评斧正！

编者

2020年10月

目录

上 重症肌无力相关中医历代医家文献梳理

下 饶旺福治疗重症肌无力临证实录

上
重症肌无力相关中医历代医家文献梳理

|第一章|
重症肌无力源流考

重症肌无力（Myasthenia Gravis，MG）是一种由神经-肌肉接头处传递功能障碍所引起的自身免疫性疾病，临床主要表现为部分或全身骨骼肌无力和易疲劳，活动后症状加重，经休息后症状减轻。重症肌无力作为一种临床少见疾病，人们对它的认识是逐渐深入的。

在西方国家，关于重症肌无力的记载始于1672年，著名的解剖学家Willis最早描述了重症肌无力患者的表现，他在一篇报道里描述了一位女士的重症肌无力的典型症状，即延髓肌与躯干肌无力及晨轻暮重的现象，并称之为假性麻痹，但当时并未对这种病正式命名。1877年，英国GUY医院的医师Samuel Wliks爵士发表了第一篇重症肌无力的英文文献，对一例诊断为“延髓麻痹”而死亡的女孩进行了尸检，详细检查了延髓，大胆提出这可能是一种新的疾病，并将此病描述为“肌肉易疲劳之症”。1879年德国神经病学家Erb在一篇重症肌无力的论文中描述了3个病例，他描述了一种特殊类型的延髓麻痹，以及双侧眼睑下垂、复视、吞咽困难。1893年波兰华沙的Goldflam医师将当时对MG的描述与认识进行了总结，描述了重症肌无力症状的细节。基于这两位医师的发现，因此，重症肌无力曾一度被命名为Erb-Goldflam病。但重症肌无力被命名为Erb-Goldflam病已成为过去，而现在重症肌无力的英文名字myasthenia gravis最早源于古希腊。gravis在拉丁语中是“沉重、严重”之意，“mys”是“肌肉”的意思，asthenia也是“软弱，衰弱”之意。1895年，德国医师Friedrich Jolly在柏林学会的一次会议中以“重症肌无力假性麻痹”为题描述了2个病例，此时myasthenia gravis一词首次应用。在1899年11月柏林学会的一次精神病学及神经病学会议上，myasthenia gravis被正式采纳并被普遍接受。

最早提出重症肌无力的发病机制与胸腺异常相关是在1901年6月，在年度的巴登–巴登Wanderversammlung会议上，Leopold Laquyer描述了一例致命性的MG病例，Carl Weigert发现了一个位于前纵隔的恶性淋巴瘤，人们的注意力开始集中在MG与胸腺的联系上。这一时期，大部分病例报告均提示MG患者胸腺存在异常。1911年在瑞士苏黎世由Ernst Ferdinland Sauerbruch进行了第一例重症肌无力患者的胸腺切除术，术后患者重症肌无力的症状有改善，迄今为止，胸腺切除术仍成为治疗MG的治疗方案之一。

重症肌无力的治疗应用毒扁豆碱类可以追溯到19世纪，1894年Friedrich Jolly曾讨论用毒扁豆碱治疗重症肌无力。1932年德国明思特市的Laser Remen报道了3例MG患者，其中一例患者注射新斯的明后症状明显改善，但对于新斯的明的作用却未引起重视。1934年，Walker在治疗一例重症肌无力患者时发现毒扁豆碱对于重症肌无力的效应是明显的，尽管作用短暂，但是可以改善吞咽功能，并能在呼吸危象时让患者挺过难关，这一发现有力支持了重症肌无力的疲劳原因是运动终末器官或所谓肌肉接头中毒的观点，这就是“StAlfege奇迹”。Walker的发现为重症肌无力的治疗做出巨大贡献，并为重症肌无力的病变部位及发病机制提供了可贵的线索即发病部位可能是运动终板，即神经肌肉接头中毒。

1930年，Harriett Edgworth提出麻黄碱也能改善肌无力症状，使其在一段时间内普遍作为治疗MG的处方使用。在此之前，Erb曾经提出用电刺激方法治疗重症肌无力，但被柏林的Hermann Oppenheim和苏格兰医师Edwim Bramwell所否定，认为应该避免使用电刺激，而是卧床休息，避免肌肉疲劳。新斯的明自1935年问世以来，成为治疗MG必选的药物，但存在作用持续时间短暂、产生耐受性可能及明确存在胆碱能副作用。1945年Urban与Schnider首次合成了新斯的明的吡啶化类似物——溴吡斯的明，较新斯的明作用稍弱，但持续时间无比延长、反应更平稳，毒性更弱。1959瑞典的Georg Matell提倡使用促肾上腺皮质激素治疗MG。1971年，丹麦的Mogens Kjaer报告他从1965年开始使用人工合成的糖皮质激素治疗MG，从那时起，开始出现许多更大规模的MG治疗试验，激素的优势和风险目前仍存在争议。1960年，苏格兰爱丁堡的John Simpson提出MG是一种自身免疫性疾病，大规模的免疫抑制剂治疗试验开始于1963年，多数结果显示硫唑嘌呤治疗MG有效。1960年，Ernst

Stricker在瑞士报告了第一例严重MG患者经血液透析治疗有效的病例。1984年，Philippe Gajdos首次报告了免疫球蛋白改善MG的症状。1986年，首例应用环孢素治疗MG的病例报告提示其临床疗效。1990年，吗替麦考酚酯被研制出，且在1998年报告第一例应用吗替麦考酚酯成功治疗难治性MG。所以，目前现代医学治疗重症肌无力主要有胸腺切除法，激素、化学免疫抑制剂、血浆置换疗法、静脉注射免疫球蛋白、生物制剂等。

重症肌无力是现代医学病名，中国古代中医书籍中并无重症肌无力这一特有的病名，后世医家通过应用古说参证的辨思认知方法，分析重症肌无力临床表现，将该病归属于痿证、睑废、视歧、大气下陷等范畴。现代中医医家从历史文献、中医理论及临床验证等诸多方面系统而全面地对重症肌无力进行了深入研究，认为该病当归属于痿证、痿躄、睑废、虚损等范畴。

中国早在秦汉时期，就提出了“痿”的概念。中医经典《黄帝内经》开历代之先河，设立专篇讨论痿证。即《素问·痿论》中曰：“五脏使人痿何也？岐伯对曰：肺主身之皮毛，心主心之血脉，肝主身之筋膜，脾主身之肌肉，肾主身之骨髓，故肺热叶焦，则皮毛虚弱急薄，著发为痿躄也。”指出本病的主要病机是“肺热叶焦”，将痿证分为皮、脉、筋、骨、肉五痿。在治疗上，提出“治痿独取阳明”的基本原则。《难经》对痿证的理论做了进一步补充，从奇经论治痿证。汉唐时期将痿列入风门，较少进行专题论述。金元四大家对痿证都有自己独特的见解，张子和《儒门事亲》强调“痿病无寒”，提出“痿者必火乘金”。朱丹溪承张子和之说，力纠“风痿混同”之弊，提出了“泻南方、补北方”的治疗原则。刘河间首先为痿证下了定义，认为“痿，谓手足痿弱、无力以运行也”，接着提出“肺金燥”乃是本病的病理，在具体的辨证方面又有湿热、湿痰、气虚、瘀血之别，对后世影响很深。宋代陈言则认为脏气不足是发病的关键，明代对痿证的辨证论治日趋完善，《景岳全书》指出痿证并非尽是阴虚火旺，认为“元气败伤则精虚不能灌溉，血虚不能营养者，亦不少矣”。清代《临证指南医案·痿》指出本病为“肝肾肺胃四经之病”，认为四脏气血津精不足是导致痿病的直接因素。

现代医家论治重症肌无力的病因病机多从脏腑、气血津液及经络角度辨治。从脏腑虚损立论，主要有脾胃亏虚、脾肾亏虚、肝肾不足、肝脾不足；从气血津液立论，主要有气血亏虚、痰瘀痰湿、肝胆湿热、寒湿阻滞；从经络病机立论，主要为奇经失养、经络阻滞。而对重症肌无力的辨证论治，大多总结于自己的临证经验，此处不做具体论述，具体见后述。

本章节主要从源头追溯重症肌无力，不管是中国古代医学，还是西方现代医学，对本病的认识都是一个从模糊到逐渐清晰的过程，而本章节总结中西医对本病的认识，是为了让读者清晰地认识重症肌无力从发现到深入了解的整个动态认知过程，以便更好地去了解和学习本病。

|第二章|
古代对重症肌无力的认识

一、病因病机

（一）《黄帝内经·素问》

1.生气通天论

因于湿，首于裹，湿热不攘，大筋软短，小筋弛长，软短为拘，弛长为痿。

注：湿阻气机，经络阻滞、气血不通导致筋失所养而发为“拘”和“痿”，故治疗着眼点在于攘除湿邪。

2.阴阳别论

三阳三阴发病，为偏枯痿易，四肢不举。

王冰注：“三阴不足，则发偏枯；三阳有余，则为痿易。易，谓变易常用，而痿弱无力也。”

张志聪注：“痿易者，委弃而不能如常之动作也。”由此推测痿易是以四肢痿弱无力为主要表现的病证。

3.异法方宜论

中央者，其地平以湿，天地所以生万物也众，其民食杂而不劳，故其病多痿厥寒热，其治宜导引按蹻，故导引按蹻者，亦从中央出也。

注：中央地区大多是平原，土壤肥沃潮湿，物产丰富，当地百姓饮食多样化，又很少参加重体力劳动。因此多发生痿弃性病变。其中治疗方法很适宜“导引按跷”，相当于现代气功与按摩疗法。

4.太阴阳明论

帝曰：脾病而四肢不用何也？岐伯曰：四肢皆禀气于胃，而不得至经，必因于脾，乃得禀也。今脾病不能为胃行津液，四肢不得禀水谷气，气日以衰，脉道不利，筋骨肌肉皆无气以生，故不用焉。

注：脾主四肢肌肉，胃主受纳腐食，脾胃为气血生化之源，脾又主运化水谷精微。如果脾的功能出现问题，气血生化无源，则四肢肌肉失去濡养则不能正常运动。

5.痿论

黄帝问曰：五脏使人痿，何也？岐伯对曰：肺主身之皮毛，心主身之血脉，肝主身之筋膜，脾主身之肌肉，肾主身之骨髓。故肺热叶焦，则皮毛虚弱急薄，着则生痿躄也。心气热，则下脉厥而上，上则下脉虚，虚则生脉痿，枢折挈，胫纵而不任地也。肝气热，则胆泄口苦筋膜干，筋膜干则筋急而挛，发为筋痿。脾气热，则胃干而渴，肌肉不仁，发为肉痿。肾气热，则腰脊不举，骨枯而髓减，发为骨痿。

帝曰：何以得之？岐伯曰：肺者，藏之长也，为心之盖也；有所失亡，所求不得，则发肺鸣，鸣则肺热叶焦，故曰：五脏因肺热叶焦，发为痿躄，此之谓也。悲哀太甚，则胞络绝，胞络绝则阳气内动，发则心下崩，数溲血也。故本病曰：大经空虚，发为肌痹，传为脉痿。思想无穷，所愿不得，意淫于外，入房太甚，宗筋弛纵，发为筋痿，及为白淫。故下经曰：筋痿者，生于肝，使内也。有渐于湿，以水为事，若有所留，居处相湿，肌肉濡渍，痹而不仁，发为肉痿。故下经曰：肉痿者，得之湿地也。有所远行劳倦，逢大热而渴，渴则阳气内伐，内伐则热舍于肾，肾者水脏也，今水不胜火，则骨枯而髓虚，故足不任身，发为骨痿。故下经曰：骨痿者，生于大热也。

帝曰：何以别之？岐伯曰：肺热者色白而毛败；心热者色赤而络脉溢，肝热者色苍而爪枯；脾热者色黄而肉蠕动；肾热者色黑而齿槁。

帝曰：如夫子言可矣，论言治痿者，独取阳明何也？岐伯曰：阳明者，五脏六腑之海，主润宗筋，宗筋主束骨而利机关也。冲脉者，经脉之海也，主渗灌溪谷，与阳明合于宗筋，阴阳摠宗筋之会，会于气街，而阳明为之长，皆属于带脉，而络于督脉。故阳明虚则宗筋纵，带脉不引，故足痿不用也。

帝曰：治之奈何？岐伯曰：各补其荥而通其俞，调其虚实，和其逆顺，筋脉骨肉，各以其时受月，则病已矣。帝曰：善。

张景岳注：五脏各有所合，故皆能使人痿。痿者，痿弱无力，举动不能也。痿，犹萎也，痿与萎同。

6.至真要大论

诸痿喘呕，皆属于上。

注：痿病病位在上。

7.六元正纪大论

故民病胃脘当心而痛，上支两胁，膈咽不通，食饮不下，甚则耳鸣眩转，目不识人，善暴僵仆。

（二）《黄帝内经·灵枢》

1.邪气脏腑病形

脾脉急甚为瘛疭，微急为膈中，食饮入而还出，后沃沫。缓甚为痿厥，微缓为风痿，四肢不用，心慧然若无病。

注：脾脉急甚为四肢抽搐；微急为食入而吐的膈中病，大便多泡沫。脾脉缓甚为四肢痿软无力，四肢厥冷；微缓为风痿病，四肢萎废不用，但神志清楚，和无病的人一样。

2.经筋

足阳明之筋，起于中三指……急者目不合，热则筋纵，目不开。颊筋有寒，则急，引颊移口；有热则筋弛纵，缓不胜收，故僻。治之以马膏，膏其急者，以白酒和桂，以涂其缓者，以桑钩钩之，即以生桑灰置之坎中，高下以坐等。以膏熨急颊，且饮美酒，啖美炙肉，不饮酒者，自强也，为之三拊而已。治在燔针劫刺，以知为数，以痛为输，名曰季春痹也。

注：“目不开”是指眼睑上提功能障碍，指出其病因为经筋受热，并附有“以白酒和桂，以涂其缓者”的相关治疗方法。

（三）《难经》

十六难曰：假令得脾脉，其外证：面黄，善噫，善思，善味；其内证：当脐有动气，按之牢若痛；其病：腹胀满，食不消，体重节痛，怠惰嗜卧，四肢不收。有是者脾也，无是者非也。

注：其中“四肢不收”是指四肢无力的症状，与脾有关。

（四）《脉经》

1.脾足太阴经病证第五

脾病者，必身重，苦饥，足痿不收。行善瘈，脚下痛，虚则腹胀，肠鸣，溏泄，食不化。取其经，足太阴、阳明、少阴血者。

2. 平惊悸衄吐下血胸满瘀血脉证第十三

趺阳脉微而浮，浮则胃气虚，微则不能食，此恐惧之脉，忧迫所作也。惊生病者，其脉止而复来，其人目睛不转，不能呼气。寸口脉紧，趺阳脉虚，胃气则虚。

（五）《针灸甲乙经》

1. 热在五脏发痿第四

有渐于湿，以水为事，若有所留，居处伤湿，肌肉濡渍，痹而不仁，发为肉痿。故《下经》曰：肉痿者得之湿地。

注：本段引用《黄帝内经·素问·痿论》，阐述肉痿与感受湿邪有关，如居住湿地、水中作业、经雨经霜、受寒受潮等。

（六）《诸病源候论》

1. 风病诸候·风身体手足不随候

风身体手足不随者，由体虚腠理开，风气伤于脾胃之经络也。足太阴为脾之经，脾与胃合。足阳明为胃之经，胃为水谷之海也。脾候身之肌肉，主为胃消行水谷之气，以养身体四肢。脾气弱，即肌肉虚，受风邪所侵，故不能为胃通行水谷之气，致四肢肌肉无所禀受；而风邪在经络，搏于阳经，气行则迟，机关缓纵，故令身体手足不随也。

诊脾脉缓者，为风痿，四肢不用。又心脉、肾脉俱至，则难以言，九窍不通，四肢不举。肾脉来多，即死也。其汤熨针石，别有正方，补养宣导，今附于后。

2. 五脏六腑病诸候·脾病候

脾象土，王于长夏。其脉缓，其形口，其声歌，其臭香，其味甘，其液涎，其养形肉，其色黄而藏意；足太阴其经也。与胃合，胃为腑主表，脾为脏主里。

脾气盛，为形有余，则病腹胀，溲不利，身重苦饥，足萎不收，行善瘈，脚下痛，是为脾气之实也，则宜泻之；脾气不足，则四肢不用，后泄，食不化，呕逆，腹胀，肠鸣，是为脾气之虚也，则宜补之。

3. 痞噎病诸候·五噎候

夫五噎，谓一曰气噎，二曰忧噎，三曰食噎，四曰劳噎，五曰思噎。虽有五名，皆由阴阳不和，三焦隔绝，津液不行，忧恚嗔怒所生，谓之五噎。噎者，噎塞不通也。

4.痞噎病诸候·食噎候

此由脏气冷而不理，津液涩少而不能传行饮食，故饮食入则噎塞不通，故谓之食噎。胸内痛，不得喘息，食不下，是故噎也。

5.目病诸候·目视一物为两候

目，是五脏六腑之精华。凡人脏腑不足，精虚而邪气乘之，则精散，故视一物为两也。

注：一物为两，即复视，认为人体脏腑不足，精气虚衰，而受邪气乘之，则精气耗散，以致筋脉失去协调，眼球不受其约束，故见复视。

6.目病诸候·睢目候

目，是腑脏血气之精华，肝之外候，然则五脏六腑之血气，皆上荣于目也。若血气虚，则肤腠开而受风，风客于睑肤之间，所以其皮缓纵，垂覆于目，则不能开，世呼为睢目，亦名侵风。

注："睢目""侵风"均指眼睑下垂，其病因五脏六腑气血不足，不能上荣于目，同时风邪客于眼睑皮肤致使皮肤弛缓而不能开。

7.咽喉心胸病诸候·咽喉不利候

腑脏冷热不调，气上下哽涩，结搏于喉间，吞吐不利，或塞或痛，故言喉咽不利。

（七）《素问六气玄珠密语·运符天地纪篇》

甲子中土运太宫，土气有余，其名曰敦阜。土行雨化，即岁中湿令过多，气伤肾藏受病，久及膀胱，鳞虫不资，保虫太盛，脾气之胜也，民病腹痛，清厥，意不乐，体重烦冤。上应镇星，甚则肌肉萎，足痿不收，行善契，脚下痛，饮发中满，食臧，四肢不举。变生得位，藏气伏化，气独治之，泉涌河衍，涸泽生鱼，风雨大至，土崩溃，鳞见于陆地，病腹满溏泄，肠鸣反下甚。雨化五，此土太过之令也。甲午之年化令同。

（八）《幼幼新书·卷三病证形候第八》

孩子凡有诸色疾苦，但眼睑下垂牵，必定死矣。

注：首次出现眼睑下垂名称。

（九）《圣济总录·眼睑垂缓》

论曰眼睑垂缓者，以血气不足，肤腠开疏，风邪客于睑肤，其皮垂缓，下复睛轮。故俗呼为睢目，又曰侵风，丸之则垂复愈下，眼闭难开。

注：此段论述了眼睑下垂的病因病机，即由于气血不足，皮肤腠理打开，风邪乘虚客于眼睑皮肤，故眼睑下垂。

（十）《三因极一病证方论·五痿》

夫人身之有皮毛、血脉、筋膜、肌肉、骨髓以成形，内则有肝、心、脾、肺、肾以主之，若随情妄用，喜怒不节，劳佚兼并，致五内精血虚耗，荣卫失度，发为寒热，使皮血、筋骨、肌肉痿弱，无力以运动，故致痿。状与柔风脚弱皆相类，以脉证并所因别之，不可混滥。柔风香港脚，皆外所因；痿则属内气不足之所为也，审之。

（十一）《秘传眼科龙木论》

脾脏有病。应于肉轮。病则睑生肉。瞳人有病。乱涩疼。眼见飞花缭乱。文如毛发纵横。夜半即甚。黄昏日午增于早起。此脾经之病也。

（十二）《太平圣惠方·卷第三十二》

夫肝胆之中，久积风热，邪毒之气，上蒸于睑，遂令上睑自然垂下，盖合不开，此皆风热相搏，故令结聚垂下。若久不治，眼睑不归上也。

（十三）《儒门事亲》

1.卷一·指风痹痿厥近世差玄说二

痿之为状，两足痿弱，不能行用。由肾水不能胜心火，心火上烁肺金。肺金受火制，六叶皆焦，皮毛虚弱，急而薄着，则生痿……肾水者，乃肺金之子也。令肾水衰少，随火上炎。肾主两足，故骨髓衰竭，由使内太过而致。然《至真要大论》云诸痿喘呕皆属于上者，上焦也。三焦者，手少阳相火也。痿、喘、呕三病，皆在膈上，属肺金之部分也。故肌痹传为脉痿；湿痹不仁，传为肉痿；髓竭足痿，传为骨痿；房室太过为筋痿，传为白淫。大抵痿之为病，皆因客热而成，好以贪色，强力过极，渐成痿疾。故痿属肺，脉痿属心，筋痿属肝，肉痿属脾，骨痿属肾。总因肺受火热，叶焦之故，相传于四脏，痿病成矣。直断曰痿病无寒。故痿之作也，五月、六月、七月，皆其时也。午者，少阴君火之位；未者，湿土庚金伏火之地；申者，少阳相火之分。故痿发此三月之内，以为热也。故病痿之人，其脉浮而大。

2.卷三·喉舌缓急砭药不同解二十一

咽与喉，会厌与舌，此四者，同在一门，而其用各异。喉以候气，故喉气通于天；咽以咽物，故咽气通于地；会厌与喉，上下以司开合，食下则吸而掩，气上则呼而出，是以舌抵上，则会厌能闭其咽矣。四者相交为用，阙一则饮食废而死矣！此四者，乃气与食出入之门户最急之处。

（十四）《素问玄机原病式·五运主病》

痿，谓手足痿弱，无力以运动也。大抵肺主气，气为阳，阳主轻清而升，故肺居上部，病则其气膹满奔迫，不能上升，至于手足痿弱，不能收持，由肺金本燥，燥之为病，血液衰少，不能营养百骸故也。经曰：“手指得血而能摄，掌得血而能握，足得血而能步。”故秋金旺则雾气蒙郁，而草木萎落，病之象也。萎，犹痿也。

（十五）《脾胃论》

1.湿热成痿肺金受邪论

燥金受湿热之邪，绝寒水生化之源，源绝则肾亏，痿厥之病大作。腰以下痿软瘫，不能动，行走不正，两足欹侧。以清燥汤主之。

2.脾胃盛衰论

胃中元气盛，则能食而不伤，过时而不饥。脾胃俱旺，则能食而肥；脾胃俱虚，则不能食而瘦。或少食而肥，虽肥而四肢不举，盖脾实而邪气盛也。又有善食而瘦者，胃伏火邪于气分，则能食，脾虚则肌肉削，即食亦也。叔和云：多食亦肌虚，此之谓也。

注：脾候身之肌肉，胃为水谷之海，虚劳则脏腑不和，脾胃气弱，故不能食也。明确指出由于咽喉不利、吞咽困难而致饮食不下。

大抵脾胃虚弱，阳气不能生长，是春夏之令不行，五脏之气不生。脾病则下流乘肾，土克水，则骨乏无力，是为骨蚀，令人骨髓空虚，足不能履地，是阴气重叠，此阴盛阳虚之证。大法云，汗之则愈，下之则死。若用辛甘之药滋胃，当升当浮，使生长之气旺。言其汗者，非正发汗也，为助阳也。

3.随时加减用药法

堵塞咽喉，阳气不得出者，曰塞。阴气不得下降者，曰噎。夫噎塞迎逆于咽喉胸膈之间，令诸经不行，则口开目瞪气欲绝。

（十六）《景岳全书·痿证》

元气败伤，则精虚不能灌溉，血虚不能营养者亦不少矣，若概从火论，恐真阳亏败，及土衰水涸者，有不能堪，故当酌寒热之浅深，审虚实之缓急，以施治疗，庶得治痿之全。

陈无择曰：人身有皮毛、血脉、筋膜、肌肉、骨髓，以成其形，内则有肝、心、脾、肺、肾以主之。若随情妄用，喜怒劳佚，以致内脏精血虚耗，使血脉、筋骨、肌肉痿弱，无力以运动，故致痿，状与柔风香港脚相类。柔风香港脚，皆外因风寒，正气与邪气相搏，故作肿苦痛，为邪实；痿由内脏不足之所致，但不任用，亦无痛楚，此血气之虚也。

（十七）《类经·刺四肢病》

痿厥者必体废，张其四肢而取之，故血气可令立快也。

（十八）《证治准绳》

1.痿

痿者，手足痿软而无力，百节缓纵而不收也。圣人以痿病在诸证为切要，故特着篇目，分五脏之热，名病其所属皮、脉、筋、肉、骨之痿。致足不任于地，及叙五脏得热之邪，则以一脏因一邪所伤。

观其微旨，是用五志、五劳、六淫，从脏气所要者……如言脾脏气热，因得之有渐于湿，以水为事者，若岁运太阴湿土司天，在泉之湿，皆致肌肉痿，足痿不收，此是从五脏中举外感者为例耳。诸脏皆然，少阴之复为骨痿。少阳之复为脉痿。阳明司天之政，四之气，亦为骨痿。厥阴司天，风气下临，脾气上从，而为肌肉痿。有因于湿，首如裹，湿热不攘，大筋软短，小筋弛长，软短为拘，弛长为痿。《灵枢》有八风之变，或伤筋，或伤肉，或伤骨，与邪客筋骨间者，热多则筋弛，骨消肉烁。夫其外淫而生五脏痿病者如此。然有不言邪，止从经脏之虚而论者，谓脾病者，身重肌肉痿，足痿不收，行善瘈。谓肾虚者，为跛为痱。谓三阳有余，三阴不足为偏枯。谓足少阳之别，虚则痿，坐不能起。足阳明之别，虚则足不收，胫枯。又有饮食所伤，味过于咸，则大骨气劳。味过于辛，则筋脉沮弛。与夫膏粱之人，病偏枯痿厥。以上所陈，止就本条足痿不用者言耳。至若五脏尽热，神昏仆倒，手足俱不用，世俗所谓瘫痪者，岂非亦是痿之大者也。又若下条肺痿之为脏病者，而经又有心气痿者死，则是五脏尽有其痿，盖可知矣。

2.痿厥

足痿软不收为痿厥，有二：一属肾、膀胱。经云：恐惧不解则伤精，精伤则骨酸痿厥，精时自下，是肾伤精脱也。又云：三阳为病，发寒热，下为痈肿，及为痿厥腨痟，是膀胱在下发病也。二属脾湿伤肾。经云：凡治痿厥发逆，肥贵人则膏粱之疾。又云：秋伤于湿，上逆而咳，发为痿厥是也。

3.诸呕逆门

噎谓饮食入咽而阻碍不通，梗涩难下，有下者，有不得下者，有吐者，有不吐者故别立门。

（十九）《临证指南医案·痿》

夫痿症之旨。不外乎肝肾肺胃四经之病。盖肝主筋。肝伤则四肢不为人用。而筋骨拘挛。肾藏精。精血相生。精虚则不能灌溉诸末。血虚则不能营养筋骨。肺主气。为高清之脏。肺虚则高源化绝。化绝则水涸。水涸则不能濡润筋骨。阳明为宗筋之长。阳明虚。则宗筋纵。宗筋纵则不能束筋骨以流利机关。此不能步履。痿弱筋缩之症作矣。

（二十）《御定医宗金鉴》

1.痿病总论

五痿皆因肺热生，阳明无病不能成，肺热叶焦皮毛瘁，发为痿躄不能行，心热脉痿胫节纵，肾骨腰脊不能兴，肝筋拘挛失所养，脾肉不仁燥渴频。

注：五痿，心、肝、脾、肺、肾之痿也。痿属燥病，故皆因肺热而生也。阳明者，五脏六腑之海，主润宗筋。阳明无病，则宗筋润，能束骨而利机关，虽有肺热不能成痿也。肺热叶焦，阳明虚弱，津液不化，筋骨失养，皮毛瘁痿，发为痿躄不能行也。因而心气热为脉痿，则经节纵而不任地，肺兼心病也。因而肾气热为骨痿，则腰脊不能兴举，肺兼肾病也。因而肝气热为筋痿，

则筋失所养，拘挛不伸，肺兼肝病也。因而脾气热为肉痿，则胃燥而渴，肌肉不仁，肺兼脾病也。

2. 痿痹辨似

痿病足兮痹病身，仍在不疼痛里分，但观治痿无风药，始晓虚实别有因。

注：痿痹之证，今人多为一病，以其相类也。然痿病两足痿软不痛，痹病通身肢节疼痛。但观古人治痿，皆不用风药，则可知痿多虚，痹多实，而所因有别也。

（二十一）《医经溯洄集·四气所伤论》

秋湿既胜，冬水复旺，水湿相得，肺气又衰，故乘肺而为咳嗽，发为痿厥者，盖湿气内攻于脏腑，则咳逆，外散于筋脉，则痿弱也，厥谓逆气也。湿从下受，故于肺为咳，谓之上逆。夫肺为诸气之主，今既有病，则气不外运，又湿滞经络，故四肢痿弱无力，而或厥冷也。

（二十二）《医学心悟·痿》

痿，大症也。诸痿生于肺热。经云：五脏因肺热叶焦，发为痿。肺气热，则皮毛先痿而为肺鸣。心气热，则脉痿，胫纵不任地。肝气热，则筋痿，口苦而筋挛。脾气热，则肉痿肌肤不仁。肾气热，则骨痿，腰脊不举。丹溪治法：泻南方，补北方。泻南方，则肺金不受刑，补北方则心火自下降，俾西方清肃之令下行，庶肺气转清，筋脉骨肉之间，湿热渐消而痿可愈也。然经云：治痿独取阳明，何也？盖阳明为脏腑之海，主润宗筋，宗筋主束骨而利机关也，阳明虚，则宗筋纵，带脉不引，故足痿不用也，由前论之，则曰五脏有热，由后论之，则曰阳明之虚，二说似异而实同，盖阳明胃属湿土，土虚而感寒热之化，则母病传子，肺金受伤，而痿症作矣。是以治痿独取阳明也。取阳明者，所以祛其湿。泻南补北者，所以清其热。治痿之法，不外补中祛湿，养阴清热而已矣。

（二十三）《黄帝素问直解·六元正纪大论第七十三篇》

寒敷于上，雷动于下，寒湿之气，持于气交，民病寒湿发，肌肉萎，足痿不收，濡泻血溢。四之气，风湿交争，风化为雨，乃长、乃化、乃成、民病大热少气，肌肉萎、足萎、注下赤白。

（二十四）《中西汇通医经精义·下卷·诸病所属》

痿有两证。一是肺痿。肺叶焦。举不能通调津液。则为虚劳咳嗽。一是足痿。胫枯不能行走。则为足痿。然未有足痿而不发于肺者。盖肺主行津液。由阳明而下润宗筋。足乃能行。肺之津液。不行则宗筋失养故足痿。虽见于下。而亦属之上焦也。喘属肺之呼不利。呕属胃之饮食。气逆肺胃。均属上焦。上焦属阳。多病火逆宜清之也。

（二十五）《银海指南·气病论》

经云：气脱者目不明。气者清阳之气也，清阳不升，则浊阴不降，而目安能烛照无遗乎。人在天地间，莫非气化之流行，脏腑经络，气得其正，何用不臧。气失其正，何往弗害？故曰：百病生于气也。又近见应震王氏曰：行医不识气，治病从何拒，堪笑道中人，未到知音处。旨哉斯言，是实治身治病第一大纲。盖气之为用，无所不至，一有不调，无所不病。为虚为实，为寒为热，变态莫可名状。气有不调之处，即病根所在之处也。明者撮而调之，犹如解结，一举手而即脱然矣。故本乎天者，天之气也；本乎地者，地之气也。人身之气亦应之。阳气有余，为目赤壅肿。阴气有余，为隐涩羞明，中气不足为眼皮宽纵，凝而不行为脾生瘿核，实者破之，虚者补之，滞者行之，郁者达之，寒者温之，热者凉之，不和者调之疏之。凡五行五志，五脏六腑，皆赖气以为之用。常则安，变则病，是以圣人谓诸病皆因于气，而况目病乎？故医者当参观互证，酌宜而治之，庶于斯道无愧矣。

（二十六）《医学纂要·痿证》

痿躄之证，乃肌肉萎弱，筋骨无力，不运动，故致痿躄。其证多因足三阴虚损，肝、脾、肾元气不足，以致内脏精血亏耗。

（二十七）《医门法律·明胸中大气之法》

大气论（附律一条）

五脏六腑，大经小络，昼夜循环不息，必赖胸中大气，斡旋其间。大气一衰，则出入废，升降息，神机化灭，气立孤危矣。

（二十八）《医学衷中参西录·治肢体痿废方》

痿证之大旨，当分为三端：有肌肉痹木，抑搔不知疼痒者。其人或风寒袭入经络，或痰涎郁塞经络，或风寒痰涎，互相凝结经络之间，以致血脉闭塞，而其原因，实由于胸中大气虚损。盖大气旺，则全体充盛，气化流通，风寒痰涎，皆不能为恙。大气虚，则腠理不固，而风寒易受，脉管湮淤，而痰涎易郁矣。有周身之筋拘挛，而不能伸者。盖人身之筋，以宗筋为主，而能荣养宗筋者，阳明也。其人脾胃素弱，不能化谷生液，以荣养宗筋，更兼内有蕴热以铄耗之，或更为风寒所袭，致宗筋之伸缩自由者，竟有缩无伸，浸成拘挛矣；有筋非拘挛，肌肉非痹木，惟觉骨软不能履地者，乃骨髓枯涸，肾虚不能作强也。

二、主要症状的古籍记载

通过对历代医家古籍文献的研究，可以发现有许多“重症肌无力”的相关中医病名、症状及证治等论述，将与“重症肌无力”主要症状相关的证候论治进行归纳，大致可分为以下四个方面：①眼睑下垂“睢目”“侵风”“目不开”；②四肢无力“痿证”；③吞咽困难“饮食不下”或“噎”“食噎”；④呼吸困难“大气下陷”。

（一）眼睑下垂

中医学认为眼睑下垂病因很复杂，归纳起来为外感、内伤两方面，主要由于五脏功能受损，气血亏耗，肌肉筋脉失养，发为该病。通过文献整理归类将历代医家阐述眼睑下垂的病因大致分为以下几类。

1.脾胃气虚，升举无力

眼睑应肉轮属脾，若素体脾胃亏虚，则气血生化之源不足，肌肉筋脉失养，升举无力，渐致眼睑下垂。关于此点，从《黄帝内经》开始，一直到清代的眼科专著如《眼科金镜》《目经大成》等都有专门记载，尤其是清代的眼科专著对眼睑下垂从“脾”论治尤为明确，治疗上指出了用补中益气汤以补气升阳。

2.气血两虚，风邪袭睑

从《诸病源候论》有关论述可以看出医家认为眼睑下垂的原因为内外两因，内因为血气亏虚，外因为风邪乘虚而入。如“若血气虚，则肤腠开而受风，风客于睑肤之间，所以其皮缓纵，垂覆于目，则不能开，世呼为睢目，亦名侵风”。后世医家也有延续此观论治此病，如在宋代《圣济总录》和元代《原机启微》中均有记载并列出相应的治疗方药。

3.筋热弛缓，目纲失司

关于此观点主要见于《灵枢·经筋》:“急者目不合，热则筋弛纵，目不开。”指出其为经筋受热，导致的目纲失司，而致眼睑不能上提，并附有以白酒和桂治疗。后世医著中也有不少对此观点进行引用和注解，如《太平圣惠方》《圣济总录》《普济方》等。

附：复视与斜视

重症肌无力除影响提上睑肌外，还可能累及其他眼外肌病出现复视或斜视，甚至出现眼球固定。中医历代文献就有对复视症状的记载，相关证候名为“目视一物为两候”“视一为二症”等，其中《诸病源候论》《眼科金镜》等均认为目是五脏六腑之精华，因脏腑不足，精虚而邪气乘之则精散，或因劳瞻竭视，过虑多思，精血耗损，元气亏乏而致病，另有提出治方“补肝散”“千金磁朱丸”。

综上所述，《黄帝内经》为后世医家从不同角度诊治眼睑下垂提供了理论基础，无论是从筋热驰纵、气血亏虚、风邪客睑还是脾虚气陷，其渊源都可以追溯到《黄帝内经》。但从临床实践角度来看，脾虚气陷更为符合本病的病因病机，并以“补中益气，升阳举陷”的治法方药得到了各代医家的充分认可。

(二)四肢无力

“重症肌无力”临床特征是骨骼肌病态疲劳，甚至可出现肌肉萎缩，历代古籍中将此归为痿证范畴，其对痿证病因病机文献研究论述如下。

1.肺热叶焦，发为痿躄

《素问·痿论》云:“肺热叶焦，则皮毛虚弱急薄，著则生痿躄也。”《素问·至真要大论》云：诸痿喘呕，皆属于上。以上皆指出痿证的发生与肺病有关。盖肺为华盖，水之上源，水之上源不足，清肃之令失司，津液和水谷精微不能敷布，导致五脏六腑失却滋养而痿。其后世金代张子和《儒门事亲》、金代刘完素《素问玄机原病式》等皆对《黄帝内经》所著有复述。

2.内脏精血亏耗

宋代陈无择《三因极一病证方论·五痿》首次提出痿躄属内伤气血不足所致，明代张景岳则认为元气败伤则精虚不能灌溉、血虚不能营养，进一步发展了陈无择认为痿证因内脏精血虚耗的论点。

3.脾胃亏虚，四肢不用

《黄帝内经》言脾胃乃仓廪之官、后天之本、津液气血化生之源。如素体脾弱或饮食不节，损伤脾胃；忧思伤脾或情志不舒，郁怒伤肝，损伤脾胃；久病体虚，纳差食少，损及脾胃。脾胃日损，生化无源，气血俱虚，则五脏六腑、四肢不得后天水谷精微之滋养而发为痿证。李东垣著《脾胃论·脾胃胜衰论》亦有大量论述。

4.胸中大气下陷

脾气主升，气虚则下陷。脾病四肢不用肢体痿废可以导致胸中大气下陷。张锡纯《医学衷中参西录·治肢体痿废方》云："痿证之大旨，当分为三端，有肌肉痹木，抑搔不知疼痒者。其人或风寒袭入经络，或痰涎郁塞经络，或风寒痰涎，互相凝结经络之间，以致血脉闭塞，而其原因，实由于胸中大气虚损。"认为痿证发病与胸中大气虚损有关。

（三）吞咽困难

当重症肌无力累及咀嚼肌时，则出现吞咽困难、咀嚼无力、饮水呛咳等症状，而吞咽困难的出现提示重症肌无力病情严重。中医古籍文献中无专门关于重症肌无力所致的吞咽困难的病因病机描述，据症状的相似性把该病的吞咽困难归属于"噎"病范畴诊治。李东垣《脾胃论》和巢元方《诸病源候论》中"五噎候"和"食噎候"都有论述。经古代医家论述可发现该病以慢性虚证为多，治疗主要用人参、甘草、白术等补益药物。而对于饮食不下的病因病机，古代医家认为七情失调、郁气生痰、痰与气互结阻滞经络故发病，因此古代医家临床使用理气药配伍化痰药较多。

（四）呼吸困难

重症肌无力一旦出现呼吸困难，提示病情危重，即肌无力危象发作。对此民国张锡纯认为此为大气下陷所致，其病因有过劳负重、得病日久、泄泻日久、服破气药太过或气分虚极自下陷等。据大气下陷病机提出“升陷汤”，其中黄芪为君药，善补气，又善升气；柴胡为少阳之药，能引大气之陷者自左上升；升麻为阳明之药，能引大气之陷者自右上升；桔梗为药中之舟楫，能载诸药之力上达胸中，故用之为向导，总功效为提升大气，升阳举陷。主治胸中大气下陷，气短不足以息，或努力呼吸，有似乎喘，或气息将停，危在顷刻间。

通过对该病历代医家论述的病因病机、辨证论治等方面的整理研究，可以发现《黄帝内经》作为中医理论体系的奠基之作，为后世从不同角度认识“眼睑下垂”“四肢无力”“吞咽困难”“大气下陷”诊治提供了丰富的理论基础。结合《黄帝内经》及后世医家的各家学说可了解到，其病病因多为外感淫邪、劳伤虚损、年老体弱、脏腑衰退等，而脾虚气陷是为各类症候的共同病机，其病位在眼睑、咽喉以及全身四肢肌肉等，主要与脾胃二脏有关，涉及肺、肝、肾等脏，该病以慢性虚证为多见，临证补虚药使用最多，重用黄芪、人参、甘草、白术等补益药物。遂补中益气、升阳举陷的治法方药，得到了历代医家充分讨论和阐发，并绵延至今。

三、证治论述

（一）《黄帝内经·素问·异法方宜论》

中央者，其地平以湿，天地所以生万物也众，其民食杂而不劳，故其病多痿厥寒热，其治宜导引按跻，故导引按跻者，亦从中央出也。

注：中央地区大多是平原，土壤肥沃潮湿，物产丰富，当地百姓饮食多样化，又很少参加重体力劳动。因此多发生痿弃性病变。其中治疗方法很适宜“导引按跻”，相当于现代气功与按摩疗法。

（二）《针灸甲乙经·热在五脏发痿》

足缓不收，痿不能行，不能言语，手足痿躄不能行，地仓主之。痿不相知（一云身重骨痿不相知），太白主之。痿厥，身体不仁，手足偏小，先取京骨，后取中封、绝骨皆泻之。痿厥寒，足腕不收，躄，坐不能起，髀枢脚痛，丘墟主之。虚则痿躄，坐不能起，实则厥，胫热肘痛，身体不仁，手足偏小，善啮颊，光明主之。

（三）《银海精微·眼科用药次第法》

夫眼疾之医，虽分症类，而其中病源，不可不深思而熟视也。夫疾有久新，症有轻重，须分表里、风热、气热、湿热、实热。而新病者，皆因内积热毒之轻，循经络而上头目，遇外风寒所触而发者，必须先发表风邪，后乃远其火热，黄连、黄芩以泻火，防风、薄荷以疏风，兼以麻黄、苍术之类。如无风寒所逼，惟血壅上，宜用大黄、当归、防已坠下之剂。久眼昏蒙所晓，宜用当归、地黄、防风、羌活之类，有翳膜加木贼、蒺藜、蝉蜕、决明等剂。如胞合眼皮不开此乃寒邪之气伤胞，宜行气之药，青皮、黄、香附兼以风药佐之。血滞者宜调血，赤芍、归尾、鼠粘。如头痛者羌活、白芷、蔓荆，本、川乌之类，佐以风药防风、荆芥、玄参、柴胡、细辛用之必当也。

（四）《三因极一病证方论》

1.五痿治法

诸治痿法，当养阳明与冲脉。阳明主胃，乃五脏六腑之海，主润宗筋，束骨以利机关。

冲脉者，诸经之海，主渗灌溪谷与阳明，合养于宗筋，会于气街，属于带脉，络于督脉。故阳明虚，则宗筋纵，带脉不引，故足痿不用也。治之，各补其荣而通其输，调其虚实，和其逆顺，至筋脉骨肉各得其旺时，病乃已矣。

（五）《太平圣惠方》

治虚劳痿痹。百节沉重。四肢不举。食饮渐少。羸瘦乏力。宜服补肾丸方。

熟干地黄（一两），巴戟（三分），黄芪（三分锉），石斛（一两去根锉），人参（三分去芦头），白菟丝子（一子（一两分），麦门上件药。捣罗为末。炼蜜和捣五七百杵。丸如梧桐子大。每于食前。以温酒下三十丸。忌生。

（六）《脾胃论》

1.脾胃胜衰论

大抵脾胃虚弱，阳气不能生长，是春夏之令不行，五脏之气不生。脾病则下流乘肾，土克水，则骨乏无力，是为骨蚀，令人骨髓空虚，足不能履地，是阴气重叠，此阴盛阳虚之证。大法云，汗之则愈，下之则死。若用辛甘之药滋胃，当升当浮，使生长之气旺。言其汗者，非正发汗也，为助阳也。

夫胃病其脉缓，脾病其脉迟，且其人当脐有动气，按之牢若痛，若火乘土位，其脉洪缓，更有身热心中不便之证。此阳气衰弱，不能生发，不当于五脏中用药法治之，当从《脏气法时论》中升降浮沉补泻法用药。

2.随时加减用药法

堵塞咽喉，阳气不得出者曰塞；阴气不得下降者曰噎。夫噎塞、迎逆于咽喉胸膈之间，令诸经不行，则口开、目瞪、气欲绝。当先用辛甘气味俱阳之药，引胃气以治其本，加堵塞之药以泻其标也。寒月阴气大助阴邪于外，于正药内加吴茱萸，大热大辛苦之味，以泻阴寒之气。暑月阳盛，则于正药中加青皮、陈皮、益智、黄柏，散寒气，泻阴火之上逆；或以消痞丸合滋肾丸。滋肾丸者，黄柏、知母，微加肉桂，三味是也。或更以黄连别作丸，二药七八十丸，空心约宿食消尽服之，待少时，以美食压之，不令胃中停留也。

（七）《丹溪心法·卷四》

1.痿五十六

痿证断不可作风治，而用风药。有湿热、湿痰、气虚、血虚、瘀血。湿热，东垣健步丸，加沥、姜汁；气虚，四君子汤加黄芩、黄柏、苍术之类；血虚，四物汤加黄柏、苍术，煎送补阴丸；亦有食积死血妨碍不得下降者，大率属热，用参术四物汤、黄柏之类。

【附方】

健步丸（东垣方）

防己（酒洗，一两），羌活 柴胡 滑石（炒），甘草（炙），栝蒌（酒洗，以上各半两），泽泻、防风（各三钱），苦参（酒洗）、川乌（各一钱）。肉桂（五分）上为末，酒糊为丸，梧桐子大。每服七十丸，葱白煎愈风汤下（见中风类）。

（八）《原机启微卷之上·附方》

柴胡复生汤治红赤羞明，泪多眵少，脑巅沉重，睛珠痛应太阳，眼睫无力，常欲垂闭，不敢久视，久视则酸疼，翳陷下，所陷者或圆或方，或长或短，如缕如锥如凿。

藁本、川芎（各三分半），白芍药（四分），蔓荆子、羌活、独活、白芷（各三分半），柴胡（六分），炙草、薄荷、桔梗（各四分），五味子（二十粒），苍术、茯苓、黄芩（各五分）。

当归养荣汤，以七情五贼、劳役饥饱重伤脾胃。脾胃者，多血多气之所。脾胃受伤，则血亦病。血养睛，睛珠属肾，今生意已不升发，又复血虚不能养睛，故睛痛甚不可忍。以防风升发生意，白芷解利，引入胃经为君；白芍药止痛益气，通血承接上下为臣；熟地黄补肾水真阴为佐；当归、川芎。行血补血，羌活除风，引入少阴经为使。血为邪胜，睛珠痛者，及亡血过多之病，俱宜服也。服此药后，睛痛虽除，眼睫无力，常欲垂闭不减者，助阳活血汤主之。

黄芪、炙草、当归（各五分），白芷、蔓荆子（各四分），防风（五分）、升麻、柴胡（各七分）。

作一服，水二盏，煎至一盏，去渣，稍热服。

上方以黄芪治虚劳，甘草补元气为君；当归和血补血为臣；白芷、蔓荆子、防风。主疗风升阳气为佐；升麻导入足阳明足太阴脾胃，柴胡引至足厥阴肝经为使。心火乘金，水衰反制者，亦宜服也。

（九）《证治准绳·幼科》

1.集之二·肝脏部·眼目

目闭不开者，因乳食失节，或过服寒凉之药，使阳气下陷不能升举，故目不开用柴胡复生汤。若胃气亏损眼无力不能开者，用补中益气汤。

（十）《景岳全书杂证谟·痿论》

1.论证

痿证之义，《内经》言之详矣，观所列五脏之证，皆言为热。而五脏之证，又总于肺热叶焦，以致金燥水亏，乃成痿证。如丹溪之论治，诚得之矣。然细察经文，又曰悲哀太甚则胞络绝，传为脉痿。思想无穷，所愿不得，发为筋痿。有渐于湿，以水为事，发为肉痿之类，则又非尽为火证，此其有余不尽之意，犹有可知。故因此而生火者有之。因此而败伤元气者，亦有之。

元气败伤，则精虚不能灌溉，血虚不能营养者，亦不少矣。若概从火论，则恐真阳亏败，及土衰水涸者，有不能堪，故当酌寒热之浅深，审虚实之缓急，以施治疗，庶得治痿之全矣。

2.论治

凡痿由湿热，脉洪滑而证多烦热者，必当先去其火，宜二妙散随证加减用之。若阴虚兼热者，宜《正传》加味四物汤、虎胫骨丸，或丹溪补阴丹、滋阴八味丸之类主之。若绝无火证，而止因水亏于肾，血亏于肝者，则不宜兼用凉药，以伐生气，惟鹿角胶丸为最善。

或加味四斤丸、八味地黄丸、金刚丸之类，俱可择用。若阴虚无湿，或多汗者，俱不宜轻用苍术。盖痿证最忌散表，亦恐伤阴也。

东垣取黄柏为君，黄芪等补药辅佐，以治诸痿，无一定之方。有兼痰积者，有湿多热多者，有湿热相半者，有挟气者。临病制方，其亦治痿之良法也。

（十一）《周慎斋遗书》

1.卷八·痿

痿有风、痿之别。痛则为风，不痛则为痿。盖痛为实，不痛为虚。人之血气实，而风寒客于经络之间，则邪正交攻而痛作矣；虚弱则痰火起于手足之内，而正不胜邪，痿痹作矣。一散邪，一补虚，治法不同，慎之慎之！腰以下脚膝酸软无力，多属湿热。若大便燥结，四物汤加苍术、黄柏、虎骨、龟甲、汉防已之属；脾胃虚，四君子汤加上前药，腹胀用苍术煮白术入药内，或参苓白术散加减亦可；骨髓中热，加知母、杜仲、牛膝，知母、杜仲补脾阴之不足而走骨，得牛膝引退骨髓中邪热，助诸药成功。

五行之中，惟火有二。二肾虽水，而有一火。阳常有余，阴常不足，故曰一水不胜二火金居上，畏火者也；脾土居中，侵水者也。人嗜欲无节，则水失所养，火寡于畏，火性炎上，肺因火热矣；金被火克，木寡于畏，肝木乘脾，脾受木伤矣。肺伤则不能管摄一身，脾伤则四肢不用。泻南方则肺金清，东方不实，何脾伤之有？补北方则心火降，西方不热，何肺热之有？阳明清润，则宗筋滋，束骨而利关节矣，何痿之有？

痿证四肢不举，气血不足，风湿注于四肢而成痰。用川乌不拘多少，生杵为末，每服二钱，好粳米半碗煮粥，加白糖二匙，啜之。中湿加薏苡仁末二钱，同煮粥吃甚效。

痿证四肢不用，浑身如绳束之状者，肝气急也，脾受木克，土不生金，肺为火邪所制，宜补脾清肺。肺清肝平，脾无贼邪自愈。丸用白术一斤，白蔻三两，共末，桑椹汁丸。每服五十丸，午前米饮下。忌食面、酒。

2.验案

一人六月遇考，湿浸于下体，遂致腰以下两足痿弱无力。此脾受湿而四肢不用耳。煎用四君子加薏苡仁、芡实；丸用白术八两，茯苓二两，元米半升，入猪肚内蒸熟捣丸，沉香末三钱为衣，白汤送下六七十丸。

一妇因火起惊吓，遂痰升，遍体疼痛，左半身手足俱软不能动，心中或痛或战，腰疼，口干，头眩，便泄，四肢无力。方用白术、白茯苓、牛膝、川萆、杜仲（姜汁炒）各一钱，归身、甘草各五分，秦艽七分，姜、枣煎服愈。

（十二）《医学纲目》

1.卷之十七·心小肠部·诸痿

燥金受湿热之邪，绝寒水生化之源，源绝则肾亏痿厥之病大作，腰以下痿软瘫痪，不能动矣，步行不正，两足欹侧，以清燥汤主之。

黄芪（钱半），黄连（一钱，去须），苍术（一钱），白术（一钱），陈皮（五分），五味子（九粒），人参、白茯苓、升麻（各三分），当归（一钱二分），泽泻（五分），柴胡、麦门冬、生地黄、神曲（炒）、猪苓、黄柏（酒制）、甘草（炙，各二分）。

上锉如麻豆大，每服半两，水二盏，煎至一盏去渣，稍热空心服。

（十三）《古今医案按·痿》

一人形肥色黑，素畏热而好饮，年三十余，忽病自汗如雨，四肢俱痿，且恶寒，小便短赤，大便或溏或结，饮食亦减。医作风治，用独活寄生汤、小续命汤罔效。仲夏，汪视之脉沉细而数，约有七至。曰：此痿证也。丹溪云：断不可作风治。经云：痿有五，皆起于肺热，只此一句，便知其治之法矣。经又云：治痿独取阳明，盖阳明，胃与大肠也，胃属土，肺属金，大肠亦属阳金。金赖土生，土亏，金失所养，而不能下生水，肾水涸火盛，肺愈被伤。况胃主四肢，肺主皮毛，今病四肢不举者，胃土亏也；自汗如雨者，肺金伤也。故治痿之法，独取阳明，而兼清肺经之热，正合东垣清燥汤，服百帖，果愈。

（十四）《得心集医案》

1.卷二·痿证门·答门人问足弛治法

门人问曰：曾视一症，病后足膝痿弱，其机关骨节，俱如平人，惟软不能举，难以行立，所进皆气血两补，加疏风之药，本古人治风先治血，血行风自灭之旨。然调治一载，绝无效验，意疑药力不及，更进十全大补加鹿茸，服数十剂，病亦如故，岂药犹未及乎？抑尚有说乎？答曰：焉得无说！夫血非气不行，气非血不化，凡血中无气，则为纵缓废弛，气中无血，则不能静，不能静，则不能舒矣。故筋缓者，当责其无气，筋急者，当责其无血，今子所论，乃软弱不举之症，是为纵缓废弛之疾，与血无与，但当偏益其气。所进十全大补，乃气血平补之药，犹是气不胜血，所以不能取效。法当四君子加黄芪附桂，可收全功。如法治之果愈。

（十五）《眼科奇书·内障眼病》

凡男女大小内障，上眼皮时常下达，不喜睁开，此是阳虚，宜用补中益气汤，重加升麻二两，服三四剂，使阳气上升。睁开后仍用补中汤，但升麻、柴胡只用五钱，俱要蜜炙。

（十六）《目经大成·睑废》

众人皆醒我独醉，众人皆醒我独睡。讵知非睡亦非醒，目睫一交永幽闭。忽闻客自远方来，手攀上睑向明开。

宁愿能开不能闭，定睛看杀可憎才。

此症视目内如常，自觉亦无恙，只上下左右两睑，日夜长闭而不能开，攀开而不能眨，理有不解。尝见患者，一行一动，以手拈起眼皮方能视。针药无凭，以此传老。愚意两胞丝脉之间为邪所中，血气不相荣卫，麻木不仁而作此状。与风中肢体同出一辙。人谓除夹以外无治法，是或一道。有初生小儿，十数日不开眼者，此由产母过食辛热，散其胎气，或本儿脾倦所致，乳哺充足弗药而愈。然终始娇怯，不易成人。若睑外头微现眵泪，此脾肺虚而有湿痰。以清空膏滴入目内。更煎人参、贝母、麦冬、云红、夏枯草，尽一小酒杯立开。

（十七）《眼科金镜》

1.眼干涩

不能视上视下症，此谓目病，不痛不痒，不红不肿，目能下视，若无病症。不能上视，属气虚也；有能上视不能下视，属血虚也。眼睫无力，目常欲闭，属中气不足，元阳亏损，羞明酸涩，皮紧目昏，属阴血虚败，真精不足。眼目上吊，血虚受风。宜服：

补中益气汤 治目紧涩不能上视，中气不足，元阳亏损，瞻视过度，夜读耗神并治。

助阳和血汤 治目常垂用，隐涩难开，亦治阴血不足，不能下视。本方加五味子，枸杞子，熟地黄。

2.瞳神倚侧症

瞳神倚侧，言瞳神歪斜不正。皆由胆肾津液不足，目珠神膏亏耗，不能滋养瞳神之故……宜服犀角丸、滋阴养血汤。

瞳神下垂者，与瞳神倚侧症相仿，亦目珠神膏亏耗，元气下陷之故……宜服补中益气汤加五味子、白芍。

（十八）《证治汇补》

1.湿热痿

湿热痿者，雨湿浸淫，邪气蒸脾，流于四肢，自觉足胫逆气上腾，或四肢酸软肿痛，或足指麻木顽养，小便赤涩，脉来沉濡而数。此皆湿热在下之故，所谓湿热不攘，大筋软短，小筋弛长，软短为拘，弛长为痿也。宜升阳燥湿，禁用填补之剂。

2.湿痰痿

湿痰痿者，肥盛之人，血气不能运动其痰，致湿痰内停，客于经脉，使腰膝麻痹，四肢痿弱，脉来沉滑，此膏粱酒湿之故。所谓土太过，令人四肢不举是也，宜燥脾行痰。

3.气虚痿

气虚痿者，因饥饿劳倦，胃气一虚，肺气先绝，百骸溪谷，皆失所养，故宗筋弛纵，骨节空虚。凡人病后手足痿弱者，皆属气虚，所谓脾既病，不能为胃行其津液，四肢不得禀水谷气而不用也，宜补中益气。

4. 血虚痿

血虚痿者，凡产后失血后，面色痿黄，手足无力，不能行动者也，宜滋养荣血，然血生于脾，往往用养血药，而痿如故者，脾虚不能生血也。能补其脾，则血自旺，而痿自愈矣。

5. 阴虚痿

阴虚痿者，酒色过度，下焦肝肾之火，燔灼筋骨，自觉两足极热，上冲腿膝，酸弱痿软，行步艰难，不能久立，脉来涩弱，或左脉虽大，按之无力，宜峻补精血，以扶肝肾。

6. 血瘀痿

血瘀痿者，产后恶露未尽，流于腰膝，或跌扑损伤，积血不消，四肢痛而不能运动，致脉涩而芤者，宜养血行瘀。

7. 食积痿

食积痿者，饮食太过，妨碍道路，升降失常，脾气不得运于四肢，手足软弱，或腹膨胀痛，或恶心嗳气。右手脉洪弦滑者，宜运脾消导，从食积治，俟食消积化，然后补脾。

8. 痢后痿

痢后脚软胫疼，或膝肿者，此下多亡阴所致，宜补脾兼升举之剂，若作风治，则反燥其阴而痿难愈。间有痢后兜涩太早，积瘀不清，下注隧道经络而成痿者，此又当行气逐瘀，与前症迥异矣。

9. 痿症总辨

痿与柔风香港脚相似，但彼因邪实而痛，痿属内虚而不痛。（三因方）其痿症亦有作痛者，必挟火挟痰挟湿挟瘀而起，切不可混同风治。

10. 治法

治痿独取阳明，因阳明经为水谷之海，主化津液，变气血，以渗灌溪谷，而润筋脉者也。况阳明之经，合于宗筋，会于气街，属于带脉，而络于督脉，故阳明虚则五脏无所禀，不能行血气，濡筋骨，利关节，则宗筋弛纵，带脉不引而为痿，故古人治痿，首重阳明，此为气虚者立法也，其专重肾肝，因肾主骨而藏精，肝主筋而藏血，故肾肝虚，则精血竭，精血竭，则内火消烁筋骨为痿，治当补养肾肝，此为阴虚者立法也，善治者辨其孰为气虚，孰为阴虚，合宜而用。至于七情六欲，所挟多端，或行痰瘀，或清湿热，泻实补虚，是在神而明之。

（十九）《御定医宗金鉴》

1.痿病治法

痿燥因何治湿热，遵经独取治阳明，阳明无故惟病肺，胃壮能食审证攻，控涎小胃湿痰热，阳明积热法三承，胃弱食少先养胃，久虚按证始收功。

注：痿属燥病，因何而用治湿热苦燥之药？盖遵《内经》之治法，独取于阳明胃也，故胃家无病，虽有肺热，惟病肺而不病痿也，是知病痿者，胃家必有故也。或湿热，或积热，或湿痰，不论新久，若胃壮能食，当先审证攻之。胃有湿痰用控涎丹攻之。有湿热者用小胃丹攻之。有积热者用三承气汤攻之。此治胃壮能食之法也。若胃弱饮食减少，气血津液不足，当先以补养脾胃为主。其有久病留连，诸虚燥热，或攻下之后调理，当审证治之，始收全功也。

（二十）《柳选四家医案·痿痹门》

先天不足，骨髓空虚，常以后天滋补栽培脾胃，脾胃得补，湿热壅滞，形体骤然充壮，而舌本牵强，两足痿软，不能行走，上盛下虚，病属痿壁。经云：湿热不攘，大筋软短，小筋弛长，软短为拘，弛长为痿是也。今拟法补先天之精气，强筋壮骨，以治其下；扶后天之脾胃，运化湿热，以治其中。然必耐心久服，确守弗懈，庶克获效。倘朝秦而暮楚，恐难许收攻也。

（二十一）《医学衷中参西录》

1.治肢体痿废方

振颓汤，治痿废。

生黄芪六钱，知母四钱，野台参三钱，于术三钱，当归三钱，生明乳香三钱，生明没药三钱，威灵仙钱半，干姜二钱，牛膝四钱。

热者，加生石膏数钱，或至两许。寒者去知母，加乌附子数钱。筋骨受风者，加明天麻数钱。脉弦硬而大者，加龙骨、牡蛎各数钱，或更加山萸肉亦佳。骨痿废者，加鹿角胶、虎骨胶各二钱（另炖同服）。然二胶伪者甚多，若恐其伪，可用续断、菟丝子各三钱代之。手足皆痿者，加桂枝尖二钱。

痿证之大旨，当分为三端。有肌肉痹木，抑搔不知疼痒者。其人或风寒袭入经络，或痰涎郁塞经络，或风寒痰涎，互相凝结经络之间，以致血脉闭塞，而其原因，实由于胸中大气虚损。盖大气旺，则全体充盛，气化流通，风寒痰涎，皆不能为恙。大气虚，则腠理不固，而风寒易受，脉管湮淤，而痰涎易郁矣。有周身之筋拘挛，而不能伸者。盖人身之筋，以宗筋为主，而能荣养宗筋者，阳明也。其人脾胃素弱，不能化谷生液，以荣养宗筋，更兼内有蕴热以铄耗之，或更为风寒所袭，致宗筋之伸缩自由者，竟有缩无伸，浸成拘挛矣；有筋非拘挛，肌肉非痹木，惟觉骨软不能履地者，乃骨髓枯涸，肾虚不能作强也。

方中用黄芪以补大气，白术以健脾胃，当归、乳香、没药以流通血脉，灵仙以祛风消痰，恐其性偏走泄，而以人参之气血兼补者佐之，干姜以开气血之痹，知母以解干姜、人参之热，则药性和平，可久服而无弊。其阳明有实热者，加石膏以清阳明之热，仿《金匮》风引汤之义也……营卫经络有凝寒者，加附子以解营卫经络之寒，仿《金匮》近效术附汤之义也。至其脉弦硬而大，乃内风煽动，真气不固之象，故加龙骨、牡蛎以熄内风敛真气。骨痿者加鹿胶、虎胶取其以骨补骨也。筋骨受风者，加明天麻取其能搜筋骨之风，又能补益筋骨也。若其痿专在于腿，可但用牛膝以引之下行。若其人手足并痿者，又宜加桂枝兼引之上行。

或问：此方治痿之因热者，可加生石膏至两许，其证有实热可知，而方中仍用干姜何也？答曰：《金匮》风引汤治热瘫痫之的方，原石膏、寒水石与干姜并用。盖二石性虽寒而味则淡，其寒也能胜干姜之热，其淡也不能胜干姜之辣。故痿证之因热者，仍可借其异常之辣味，以开气血之痹也。

2.治大气下陷方

升陷汤，治胸中大气下陷，气短不足以息。或努力呼吸，有似乎喘。或气息将停，危在顷刻。其兼证，或寒热往来，或咽干作渴，或满闷怔忡，或神昏健忘，种种病状，诚难悉数。其脉象沉迟微弱，关前尤甚。其剧者，或六脉不舍，或参伍不调。

生箭芪（六钱），知母（三钱），柴胡（一钱五分），桔梗（一钱五分），升麻（一钱）。

气分虚极下陷者，酌加人参数钱，或再加山萸肉（去净核）数钱，以上敛气分之耗散，使升者不至得陷更佳。若大气下陷过甚，至少腹下坠，或更作疼者，宜将升麻改用钱半，或倍作二钱。

|第三章|
现代对重症肌无力的认识

一、病因病机

中医学无重症肌无力症名，现代医家多是根据不同临床表现，然后归属某种病证进行诊治，如眼睑下垂归为“睑废”，复视归为“视歧”，四肢痿软无力归为“痿证”，吞咽困难归为“噎证”，呼吸困难归为“大气下陷”等。关于本病的病因病机认识，现代医家多以脏腑辨证理论为主，主要涉及脾、肾、肝三脏，此外还有部分医家提出奇阳虚损、伏邪触发等致病机理。本章节主要从以下七个方面进行归纳总结。

（一）脾胃虚损

持此论者，多宗《素问·太阴阳明论》“脾病而四肢不用何也……四肢皆禀气于胃，而不得至经，必因于脾，乃得禀也”。从脾胃虚损论治，主要以邓铁涛教授为代表，在治疗上以“脾胃虚损，五脏相关”为理论指导。邓老认为，不论西医所述之各种类型如眼肌型、延髓肌型、脊髓肌型、全身型，都以关于肌肉无力为突出的表现。肌肉在五脏属脾所主，脾为气血生化之源，脾虚则生化无权，气血不足，致肌肉无力。因此认为本病之根本在脾胃。

邓老在长期的治疗过程中，认识到本病缠绵难愈，易于再发，故认为本病不是一般的脾胃气虚，而是由虚致损的虚损病。因脾主肌肉，脾胃虚损故导致肌肉失养，表现为眼睑下垂，四肢乏力或痿软。邓老还指出本病尚可损及五脏，易向纵深发展，伤肝则肝血不足，肝窍失养而致复视、斜视；肾为胃关，伤肾则致吞咽困难；若损及肺肾，可致构音不清甚至气息断续、危在顷刻，若伤及心血致心悸、失眠。

李任先等根据重症肌无力最常见的中医证候频率分析233例患者，结果辨证为脾气虚219例（94%），脾肾阳虚11例（占4.7%），脾肾阴虚1例（占0.4%），肝血不足2例（占0.9%），由于脾肾阳虚与脾肾阴虚中均有脾虚的证候，故实际上重症肌无力有脾虚者占99.1%。上述结果表明：脾虚证是重症肌无力的主要证候。

邓中光等对31例重症肌无力患者与20例正常人进行了唾液淀粉酶活性负荷试验和木糖吸收实验的同步观察，显示本病的脾虚证有确切的病理学基础，进而支持了本病以脾胃气虚为主的认识。

（二）脾肾两虚

中医理论认为，脾虚有脾阳不足和脾气亏虚之别，肾虚有肾阴（精）不足和肾阳虚之分，但二者总归于脾、肾亏虚之范畴。诸多医家从疾病的来源及症状特点分析本病的病因病机，并且强调脾肾亏虚不仅是重症肌无力的发病病机，也是引起本病变证及危重症的主要环节。

任琢珊教授认为痿证发病为外感六淫、内伤七情、饮食劳倦等导致脏腑虚损、气血双亏、阴阳失衡。肌肉虽为脾气所主，但后天之脾气有赖先天肾气之温煦充养，方能运化水谷精微，化赤为血。反之，先天之精气也需要水谷精微的填充方能源源不绝。重症肌无力病情缠绵，经久难愈，久病则穷及于肾。脾肾相互影响，相辅相成，乃生命之要，是重症肌无力发病的根本环节。

杜雨茂教授认为本病病因病机或缘于先天禀赋不足、后天供养不力；或因外邪侵袭、情志内伤、劳倦过度、病情贻误、后天失养，致脾气虚弱、肾元损耗、气血亏虚。重症肌无力主要病机责之于脾气虚弱、肾精亏损。

张近三教授从本病症状特点分析其病机，他认为胞睑下垂乃脾胃气虚所致，复视乃肾精不足所致，声音、吞咽为脾肾经脉所布，病及声音可出现低嘶与咀嚼吞咽，均为脾肾陷损之重症。脾虚生痰，肾虚无以纳气，日久传涉于肺，出纳无权，呼吸困难，痰涎壅塞不足，气息奄奄欲脱，最为危急。

张海龙等指出本病多因先天禀赋不足，肾气不充；后天因劳累久病而失养，损伤脾肾，脾主四肢肌肉，肾主骨生髓，脾肾阳气不足，则所司痿弱无力。中医五轮学说认为眼睑为肉轮，属脾，脾气虚弱则眼睑下垂，升举无力。

瞳孔为水轮，属肾，目得精血而能视，肾精虚损则瞳神失养，故视物成双，模糊不清。脾虚生痰，肾虚则无以纳气，日久延及于肺，而见语声低微，呼吸困难，痰涎壅盛，气息欲脱，为重症肌无力之危象。本病初起伤于脾肾阳气，日久则脾肾阴阳俱损，延及他脏，则变证群起。

张近三教授提出脾肾虚损则真气不足，是重症肌无力的本质。还必须看到脾肾反复虚损又可导致五脏之间的相互相制作用也会失去平衡，临床常见影响到肺、心、肝等功能，继发另一系列的脏腑病态。

何小刚教授在张从正“痿证无寒”的立论上提出了有别于经典的“痿证有寒”的论点，提出精血不足，筋脉失养的阴虚虽能成痿，然而阳气虚弱，无以温煦，津液无以输布，亦会久而成痿。脾阳有赖于肾阳的温煦，肾阳有赖于脾阳的滋养，因此他认为因寒成痿则为脾肾阳虚所致。

（三）肝血亏虚与肝风内动

《素问·六节藏象论》言：“肝者，罢极之本，其充在筋，以生血气。”这是肝血之濡润作用，也是各医家从肝论述痿证的生理基础。在此基础上，根据肝阳易化风动，气机疏泄失调的特性，各个医家从不同的角度进行了阐述。

刘洋认为本病病机上要紧紧抓住劳力性无力的特点。如果病人能够耐受疲劳，则肌无力症状就会得到改善甚至治愈。作者认为：①要抓住肝的特性，肝为罢极之本。肝虚血海不足、濡养经脉断续则不耐疲劳，而发生劳力性无力。因此首先确定重症肌无力的病位在肝。②肝体阴而用阳，肝不能耐受疲劳，运动无力是为不能用阳，不能用阳是因为肝体阴不足，因为体阴不足，当补益肝阴。③肝用阳在于主筋，由于肝虚血海不足，不能充分濡润筋脉而筋力断续，用阳无力则不耐疲劳。

钟兴华等从肝的生理和病理特点探讨：①肝主疏泄与重症肌无力的关系：肝主疏泄，是指肝气具有疏通、畅达全身气机，进而促进精血津液的运行输布、脾胃之气的升降、胆汁的分泌排泄以及情志的舒畅等作用。②肝主藏血与重症肌无力的关系：肝通过藏血功能调节对肌肉筋骨的濡养和滋润，影响重症肌无力的发生发展。③肝主升发与重症肌无力的关系，肝主升发，是指肝具有升生阳气以启迪诸脏，升发阳气以调畅气机的作用。④肝在体合筋开窍于目与重症肌无力的关系。

尚尔寿教授则从肝与眼、肝与风、内风与外风的关系阐述眼肌型肌无力的中医理论基础。①作者提出目为肝之窍，须赖肝脏所藏精血的濡养，以及肝气的条达舒畅，才能维持其正常的功能，而且目与肝之间，还有肝脉直接相通。重症肌无力患者以眼肌受累最多，且绝大多数的患者，又是以眼睑下垂，复视等症为首发症状。因此，本病的主要病理变化是肝脏的精气和功能的衰退。②筋气通于肝，故为肝之合。筋体以柔和为贵，赖肝血的充养为本。重症肌无力患者之所以出现肢体软弱无力，就是由于肝的阴血不足，筋失所养而致。③本病肌肉无力的波动性及病情的迅速变化以致出现肌无力危象，这些均与肝风有关。

（四）脾、肝、肾、虚

关于重症肌无力的中医病机，历代医家多以“脾胃”立论。近四十年来，有学者在大量临床实践基础上，结合现代医学知识，对其病机提出不同见解，认为和脾、肾、肝三脏相关。

邓铁涛教授认为脾主肌肉，眼睑属脾，眼睑肌肉无力，当属脾虚。脾主升清，胃主降浊，脾气不足清气不升，故提睑无力。本病还有眼球运动障碍，引起复视、斜视等症状。肝开窍于目，眼球属肝，因此本病又与肝有关系，通过临证观察，患者多有肾虚(或阴虚)之脉象、舌象。

李婷婷等根据“睑废”眼肌痿软，睁眼无力，甚至目闭难开的主症特点，以及病程长、病情迁延反复的发病特点，认为本病属虚证，与肝、肾、脾功能失调密切相关。脾气虚弱，清阳不升，则睑肌不得清阳之充实而痿软，眼睑上抬无力，临床可伴有食欲欠佳、大便溏泻等脾胃虚损表现；肝肾亏虚，精血不足，则不能上注于目，目睛失养而为歧视；不能濡养目精肌肉，则目睑萎废不用，而致睁眼无力，眼睑下垂，同时可伴有目睛干涩发胀、神疲乏力、腰酸腿软、头昏等肝肾不足之见症。“睑废”的主要病机为肝肾不足、脾气亏虚，而两者往往复合并存。

董凤声教授指出本病病位主要在脾、肝、肾三脏。脾虚及肝肾亏损与重症肌无力发病密切相关，脾胃虚弱则受纳运化水谷精微功能失常，气血津液生化之源不足，营养亏乏，致肌肉瘦削，软弱无力，甚至萎废不用。肝藏血，主筋，肝血充盛，则筋强力壮，运动自如，肝血不足，则筋脉失养，运动失灵。肾藏精，主骨生髓，肾精亏虚，则筋骨痿软。脾、肝、肾之间又相互资生、相互制约。病理情况下，一脏受病可延及它脏，最终致机体正气亏虚、阴阳失调而发病。

（五）正虚邪滞

诸多医家认为本病并非单纯的虚证，虚实夹杂证也不可忽视。虚者主要表现为正气亏虚，脏腑的亏虚以及气血亏虚等方面；实者主要体现在痰湿、毒邪、风邪等方面，且往往是因虚致实，虚实夹杂。

黄经纬教授认为本病病机特点是肺脾肾虚，致气虚下陷，脾虚失运，肾虚失固，筋脉肌肉失养，脏腑功能失调，而肌肉痿软无力。同时由于肺脾肾虚，卫外失固，湿浊内生而致外感风邪，内伤痰湿，内外合攻，加重病情，故治疗时当注重外邪(湿、痰)，正虚(肺、脾、肾)，权衡标本。

刘建辉等回顾性分析2012年1月～2016年6月贵阳中医学院第二附属医院门诊及住院的132例西南地区重症肌无力患者的中医临床资料。中医证型分布上，脾气虚弱与脾肾亏虚居多；舌质分布上，淡白舌最多；舌形分布上，舌体胖大最多；在舌苔分布上，白腻苔最多。西南地区重症肌无力中医病机特点除脾、肾虚损外，多合并湿邪。贵州海拔相对较高，气候偏凉，湿邪易从寒化而为寒湿之邪。四川盆地气候偏于湿热，湿热为该地常见证候。

孟如教授则认为，脾肾亏虚，气血不足，肢体肌肉失养是本病基本病机，由于本病病程较长，脾虚湿困日久可化热出现湿热内蕴之标实，气血亏虚日久，气虚运血无力可致血瘀阻络，故在治本的同时应注意是否有标实存在。

况时祥教授认为五脏正虚是重症肌无力发病之根，邪毒内生是重症肌无力的关键病理环节。“毒”是重症肌无力的重要病因，毒邪与重症肌无力的发病可能存在一定的内在联系，虽然脾、肾等脏腑亏虚是本病发病的关键，但因虚可致毒邪内生，或外邪入里可化毒，不可忽略毒邪在本病发生发展中的作用；同时指出毒邪内聚，导致五脏虚损，是重症肌无力病情发展、加重甚至恶化的关键要素。

冉维正等认为重症肌无力的辨证以虚为主，主要在于脾肾亏虚，但同时应注意伏邪在其发病中所起的作用。邪气侵入人体，初不发病，随着邪气蓄积，正气不能抵抗或逢正虚之时，正邪交争从而发病；或如治不得法，邪气久伏体内，后再受外邪，或情志刺激、饮食劳倦等因素触发而发病。“阳气者，烦劳则张”，在阳气烦劳的过程中，一方面可以产生火热邪气，另一方面烦劳的过程也可损伤正气、引动伏邪，故临床多见重症肌无力发病于劳累、应激后。具体到邪气种类方面，主要是毒、热、湿、痰、瘀。重症肌无力是一种自身免疫性疾病，毒邪在免疫失调中起到了重要作用，不仅引起功能失调，也是造成器质性损害的重要因素。

苏卫东等认为重症肌无力为虚邪致病，虚邪指自然界四时不正之气，亦名虚风、贼风。其致病条件是在人体亏虚之时，方能为病。虚邪的致病特点：①邪气留恋，著而不去，这与本病具有缓解与反复发作的特点相合；②虚邪致病，变化多端，主要表现为不同肌群的组合，与虚邪为病的症状多样性相符；③数感虚邪，可致死亡，体现在重症肌无力患者常因感冒缠绵难愈而诱发肌无力危象，而肌无力危象是本病最危重的状态，死亡率高。虚邪致病的中医病位在腠理，腠理隶属于三焦，为三焦所主，故重症肌无力的治疗可遵从三焦辨证。

王乐善认为本病与传统医学所命名的“睢目”“风亸曳”的病因病机及症候相符。《诸病源候论》：“目为脏腑气血之精华，肝之外候，然则五脏六腑之血气皆上荣于目也，若血气虚则肌肤腠开而受风，风客于睑肤之间，所以其皮缓纵垂复于目，则不能开，世呼为睢目。”《风亸曳候》云：“亸曳者，肢体迟缓不收摄也。”故本病用补虚扶正兼散风祛邪为治疗原则。

（六）奇阳虚损，络气虚滞

吴以岭教授应用奇经理论对重症肌无力的病理机制进行了深入探讨。

人体奇经共有八条脉，即督任冲带、阴阳维、阴阳跷。奇经蕴含人身精血和阴阳真气，灌溉于体内组织，起着内温脏腑、外濡腠理的作用。奇阳乃奇经之阳气，调节诸阳之气以温煦全身。吴以岭教授认为“奇阳亏虚，真元颓废”为重症肌无力发病之本，尤其是奇经统领的真阳和真元之气在本病的发病中起着尤为重要的作用。“络气虚滞”为其主要病理环节，所以重症肌无力实属邪盛正衰、本虚标实之证。

奇阳亏虚，则督脉阳气不充，无以发挥振奋和向上推动的作用，眼是头部最高位器官，也是督脉向上运行的最高点之一，所以奇阳亏虚时眼部最先受到影响，出现眼周肌肉弛缓无力，亦可表现为上睑上提无力、眼球转动不灵或者固定不动、斜视及复视等症状。真元再进一步虚衰，阳主振奋向上之功能减退，不能约束丨二经脉，致十二经脉之气血运行散乱，经络瘀滞，五脏六腑、四肢百骸皆失其温养而颓废，全身活动部位则会出现无力运转，活动失调的一派功能沉寂之象，见肢体乏力、活动不利。

（七）大气下陷

重症肌无力危象通常指肌无力累及延髓所支配的呼吸和吞咽肌群，主要特点是呼吸、吞咽困难。正如张锡纯在《医学衷中参西录》中描述“胸中大气下陷，气短不足以息，或努力呼吸，有似乎喘，或气息将停，危在顷刻”。这与重症肌无力危象表现极为相似。

尚尔寿教授根据本病受累骨骼肌极易疲劳，经休息后有一定程度恢复，早期病情轻，后期易出现呼吸困难等危象，认为气虚下陷为其主要特点，如长期应用激素者，则易出现肾阴阳不足。

董秀娟认为本病病机可概括为脾胃虚损，大气下陷，病机可反映出本病已发展到机体与功能均严重受损的危重本质及吞咽不下、呼吸困难、气息将停、危在顷刻的特点。脾胃虚损无以濡养脏腑，五脏亏虚，在外感六淫、七情内伤、劳逸失宜及不恰当的治疗等诱因下，突发大气下陷，发展为危象。

张志慧等认为重症肌无力患者元气亏损则宗气的原动力不足、后天生成不足，则出现宗气缺损，“大气一衰，则出入废，升降息”，导致呼吸困难等症状。脾升胃降气机运行正常是保证人体正常摄纳的关键，若大气下陷，气机紊乱则脾胃升清降浊的功能失常，吞咽不能则气血化源断绝，不能供养五脏，气血津液匮乏无以润养四肢百骸，最终导致病情加重乃至恶化。

胡军勇等认为，元气不足是发病之本，气机乖乱为病机关键。元气是生命之本，其亏虚外脱必然发生危重证候；气之升降相因、出入有序，生命活动才得以正常运行，若气机失常，则脏腑功能紊乱失常；肌无力危象为气陷和气逆，即大气下陷和胃气上逆，大气下陷表现为呼吸困难，胃气以降为顺，饮食呛咳、吞咽困难当为胃气上逆。

裘昌林教授认为本病病机主要关乎肺、肾、脾、心，结合中医学虚损理论，考虑本病的发生和转归与脾肾密切相关，是由脾胃虚损、脾虚及肾所致；

气出于肺而根于肾，肾虚则气不归根，脾虚则津聚成痰，痰涎壅盛；脾肾不足，心失所养，心之气血不足，脉微欲绝；心肺受累，气海空虚则气憋窘迫、气脱而喘汗。故其病机关键为肾气衰、脾气败、肺气竭、心气虚。病机概括为大气下陷，气脱亡阳。

综上所述，在对本病的辨证方面，大多数医家从脏腑辨证入手，病位以脾、肾两脏为主，病性以虚者居多，虚者多责之于脾胃亏虚或脾肾两虚。脾虚可分为脾阳虚和脾气虚，脾气虚则气血生化不足，脾阳虚则运化失职易生痰湿；肾虚则分为肾阴（精）不足和肾阳虚，肾阳虚则纳气无权，肾精不足则瞳神失养。亦有从肝辨证者，一则肝血不足，筋脉失于濡养；二则肝风内动，病情容易变化。对于重症肌无力危象，大部分医家从大气下陷理论进行阐述。此外，还有医家提出了“奇阳亏虚，真元颓废”“五脏正虚、邪毒内生”等致病理论，这不仅丰富了本病病因病机内容，也为临床治疗提供了新的思路。

二、辨证论治

现代医家大多从脏腑辨证论治重症肌无力，主要仍以补益为主，涉及脾、肾、肝、肺，但其具体治法呈现出百家争鸣之态，或调理脾肾，或养肝柔筋，或温理奇阳，或扶正祛邪等等，其治疗核心总不离“补脾益气”。以下详细论述脏腑辨证论治及方药。

（一）补脾益气

重症肌无力主要受累横纹肌，出现肌肉极易疲劳及无力，活动后加重，休息后减轻，晨轻暮重为特点。临床表现为眼外肌无力出现眼睑下垂，咀嚼肌无力导致咀嚼困难，肢体肌无力则行走及活动困难，吞咽肌无力出现吞咽困难及饮水反呛，肋间肌、膈肌无力导致呼吸困难等。人一身之肌肉均为脾所主，《黄帝内经》曰：“脾气虚则四肢不用。”故大多数医家认为本病病位主要在脾胃，脾胃虚损是其基本病机。《素问·痿论》言：“治痿独取阳明。”这提示了本病的治疗当从脾胃论治。

姚和清教授认为眼肌型重症肌无力虽然单纯地表现眼睑下垂，脾主肌肉，眼睑属脾，则其开合举止无疑与脾气盛衰有密切联系。所以，治以补脾益气，方用补中益气汤，文中载验案3例均治愈。

俞昌正教授运用补中益气汤治疗本病41例，眼肌型22例，眼肌加肢体型4例，延髓加肢体型1例，全身型14例，药用台参、白术、黄芪、当归、陈皮、炙甘草、升麻、柴胡、葛根，经3～4个月治疗，临床治愈12例，明显好转17例，进步9例，无效3例。对痊愈病例分别在停服中药后9月至3年半随访，结果11例未复发，另1例因其他疾病死亡。

陈丹介绍刘弼臣教授研制复力冲剂治疗小儿眼肌型患者30例，方药组成为党参、黄芪、陈皮、葛根、马钱子等，并设西药泼尼松对照组30例，结果临床治愈16例，显效10例，有效3例，无效1例，总有效率96.7%，与对照组比较无显著差异，但副作用小。

刘作良报道以自制复力散治疗眼肌型重症肌无力，方药为制马钱子、红参、黄芪、当归、山药按1∶6∶6∶2∶6的比例制备，治疗的第一个月加服补中益气汤，共治疗10例，1月内症状消失3例，2～3月症状消失5例，服药6个月症状明显好转2例。

邓铁涛教授认为脾虚是重症肌无力的基本证型，但它又与一般的脾虚不同，而是因虚致损，实为脾胃虚损。邓铁涛教授提出“脾胃虚损，五脏相关”的学术观点，并指导重症肌无力的治疗。补脾益损是治疗该病基本原则，邓铁涛教授自拟“强肌健力饮”通治各型重症肌无力，主要药物有黄芪、五爪龙、党参、白术、当归、柴胡等，随证加减。作者应用强肌健力饮治疗252例重症肌无力患者，总有效率98%；对其中94例住院患者进行强肌健力饮与激素泼尼松每天100mg的疗效对照观察，结果强肌健力饮组总有效率95.7%，泼尼松组总有效率91.5%，两组疗效虽相当，但中药治疗组无西药对照组之副作用。

谢文强在何晓晖教授指导下，以衡法为指导思想，自拟新方“补中益气养血汤”，旨在平衡阴阳，调和气血，激发患者自身潜能，一劳永逸，达到永久性治愈。药物组成为黄芪、党参、橘核、鸡血藤、刺五加、炙甘草、升麻、白术、柴胡、当归、陈皮、枳壳、生地黄、苍术、制首乌、山药。本方以补中益气汤为基础方，补中益气，升阳举陷，以治疗脾胃亏虚型重症肌无力为主。

双晓萍等提出以调理脾胃为治疗痿证的中心思想，以益气除湿法为其基本治则，以益气除湿方免煎颗粒治疗痿证20例，其中痊愈及显效14例，有效

4例，无效2例，总有效率90%。其主要药物组成为生黄芪、茯苓、白术、柴胡、当归、牛膝、益母草、薏苡仁、槟榔、木瓜。

（二）补脾益肾

脾胃为后天之本，气血生化之源，脾胃健运则气血充盛，肾为先天之本，能生精补髓化血，精血同源，相互资生，气血充盛，才能营养四肢百骸。如脾胃失于健运，化源不足，则四肢百骸得不到濡养，加之肾精不足，筋脉失养，则肌肉枯萎，故治疗上常用补先天益后天之法，调理脏腑以营养四肢百骸。

支惠萍等认为痿证的成因与肾髓空虚及脾胃虚弱关系甚密，因此在临床治疗中重在滋养肾髓，调理脾胃，并提出了“滋水培土”的基本治则。在临床用药中，以柴胡、葛根、升麻等升提药物升阳，用牛膝、巴戟天、熟地黄等补肾填髓，同时配以活血药物，以奏通络化瘀之效。

朱有章治疗重症肌无力补脾兼顾补肾，选用补中益气汤加首乌、桑寄生、菟丝子。文中载病案四则均获痊愈。

李庚和认为本病重在治理脾肾，脾虚气弱型用补中益气汤加黄精、山药、扁豆、胎盘片；脾肾气阴两虚以党参、黄芪、白术等合左归丸，备选首乌、麦冬、五味子、白芍、阿胶、胎盘片；脾肾阳虚型用党参、黄芪合右归丸，备选锁阳、巴戟天、补骨脂、杜仲、桑寄生、胎盘片等。治疗432例，痊愈152例，显效60例，有效198例，无效22例。

刘光宪报道其父亲刘炳凡用补中益气汤加补肾药治疗眼肌型重症肌无力，合并全身者3例。基本处方（党参12g，白术10g，茯苓10g，炙甘草5g，黄芪15g，当归10g，陈皮5g，升麻5g，桔梗5g，薏苡仁12g，蚕沙10g，枸杞10g，菟丝子12g），22例经治疗后属痊愈者10例，显效者6例，有效者5例，无效者1例。认为病程短者疗效较好。

邓中光教授用补中益气汤加紫河车为基本方治疗重症肌无力，大气下陷加人参、桔梗；肾阳虚者加巴戟天、肉苁蓉、鹿角胶；肾阴虚者加六味地黄丸，兼虚热用西洋参，治疗51例，治愈21例，好转26例，无效4例。

付玉如等自拟起痿方治疗12例重症肌无力，方药组成熟地黄、菟丝子、鹿角片、淫羊藿、制附片、当归、黄芪、党参、白术、天麻。仅眼睑下垂者去天麻加炙升麻，咀嚼、吞咽迟缓者加木瓜，如再伴全身无力者加大鹿角、黄芪、附子用量，结果治愈9例，好转2例，无效1例，总有效率91.7%。

梁明运用培补脾肾法治疗62例重症肌无力。方药组成：黄芪、人参、白术、陈皮、柴胡、升麻、枸杞、生地黄、石斛、菟丝子、仙灵脾，按10：1：2：1：2：2：2：3：3：3：2比例配制院内制剂（每mL含生药1g），每瓶200mL，每次50mL，每日3次。制马钱子粉，每日0.3~0.9g，分2次服，25天为1个疗程，2个疗程间歇5天。完全缓解16例（25.8%），追踪随访3年，其中缓解期1~3年5例（31.3%），大于3年有11例（68.8%）；药物缓解11例（17.7%），服药时间2~3年；显著改善26例（41.9%）；无效9例（14.5%）。

李成文从1998~2001年采用自拟中药复肌康（由黄芪、白术、当归、巴戟天、大黄、甘草等药物组成），治疗35例门诊重症肌无力患者，临床痊愈25例，显效7例，有效2例，无效1例，总有效率97.14%。

吴青等纳入重症肌无力患者426例，随机分为两组。治疗组予健脾补肾中药，基本方：黄芪、党参、升麻、柴胡、白术、当归、山药、黄精、胎盘片、枸杞、山萸肉、大枣、甘草；对照组予肾上腺皮质激素或免疫抑制剂。结果：治疗组痊愈5例，显效93例，有效116例，无效34例，总有效率为86.3%；对照组痊愈21例，显效29例，有效40例，无效34例，总有效率为72.6%。结论：健脾补肾法治疗重症肌无力疗效优于醋酸甲泼尼龙或环磷酰胺。

杨明山等筛选出胎盘、黄芪、党参、升麻、附子和麻黄6味健脾益气、温肾强筋的药物，组成中药“扶正强筋片”。对132例重症肌无力患者随机分为研究组和对照组66例，所有患者均应用醋酸泼尼松片治疗，研究组加服“扶正强筋片”。结果显示实验组完全缓解42例（63.64%），显效7例（25.76%），好转3例（4.55%），无效4例（6.06%），与对照组相比，有效率基本相同，但完全缓解率明显高于对照组。

杜雨茂教授从脾肾入手，分三型进行辨治：①脾胃气虚型以补中益气为主，佐以温养肾气，以西洋参、黄芪、白术、大枣、炙甘草、生姜健脾和胃、补中益气，柴胡、升麻升举阳气，杜仲、续断平补肾气，山药、熟地黄、枸杞子、当归滋阴补血、补精益髓，少佐附子温肾壮阳；②对于因禀赋不足所致的脾肾气阴两虚型，应遵循补肾健脾、补先天实后天之法，以海马、菟丝子、枸杞、巴戟天、山茱萸、熟附片、石斛、怀牛膝滋阴壮阳、填精益气，复以补中益气汤健脾补气，充实后天，以充化源；③脾肾阳虚型重症肌无力，其治疗应先以健脾开胃，佐以温通肾阳之品，方以四君子汤健脾益气，加麦芽、陈皮、焦山楂、白豆蔻、枳实运脾开胃，佐以麦冬滋心阴、清心热，以胡黄连清退虚热，少佐附子温肾壮阳。待胀消满除、脾胃纳化好转以后，转以补肾益气、温阳填精。以熟地黄、山茱萸、石斛、肉苁蓉滋肾填精、补肾益气，以桂枝、附子、巴戟天温肾壮阳，用人参、云茯苓、炙甘草健脾益气，佐以枳实理气促运、通利气机，且行气而不伤气，当归、麦冬、木瓜养血滋阴、舒筋活络。

何小刚认为因寒成痿则为脾肾阳虚所致，在治疗中以温肾健脾为治则，方用附子理中汤加减，加桂圆肉、淫羊藿、桂枝、黄芪等，且予马钱子研粉冲服。他强调，在组方用药时要明辨寒热，不可拘于"痿证无寒"之说，但亦忌热药耗血伤阴，且在温补脾肾时要兼顾脾胃之气。在用温阳药时，首推附子，同时擅用马钱子，以奏锦上添花之效。

《当代名医亲献秘验方》记载治重症肌无力之培补脾肾方组成：仙灵脾30g，仙茅10g，山药30g，熟地黄30g，黄芪120g，白术20g，茯苓20g，党参30g，覆盆子15g，菟丝子30g，巴戟天12g，补骨脂12g，大枣50g。服法：前12味药煎水，共煎3次，药合并，去药渣，将合并的药液入大枣煮熟，服药后吃大枣。此为一日量。山药茯苓粥：组成：山药30g，茯苓30g，大米50g。服法：洗净共煮成粥，一次或分两次服食。此为一日量。若加服胎盘粉5g，效更佳。以上培补脾肾汤和山药茯苓粥必须每日坚持服用，症状好转后也可隔日服用。

徐杰等运用温肾运脾，益气升陷法治疗重症肌无力收到良好效果。运用保元汤《搏管心鉴》方加味治疗，在治疗期间停服或逐渐停服其他药物。基本方：党参12g，黄芪18g，柴胡、升麻各7g，干姜、肉桂各6g，防风、生甘草各8g，赤芍、白芍、地龙各10g。畏光流泪加羌活、苍术；复视、斜视加川芎、蜈蚣；病程长，反复发作，四肢欠温加熟附片、鹿角霜；烦热口渴，舌红苔黄去防风、干姜加仙鹤草、墨旱莲；共治疗眼肌型65例，临床痊愈24例，好转36例，无效5例，总有效率92.5%，平均治愈时间41天。

张近三用中医培补脾肾的途径，探索重症肌无力的治疗效果。作者从

1975年总结的10例来看，临床痊愈者占26%，显效15%，有效45%，总有效率为86%，无效14%，其中2例由于延髓麻痹，出现呼吸肌瘫痪，经抢救无效而亡。对临床痊愈者做了部分随访，其中10年、5年、3年各1例，未复发，其余20例随访1～2年也均未复发。

（三）养肝润筋

重症肌无力的共性特征是劳力性肌无力，晨轻暮重。《素问·藏气法时论》曰："肝病者，平旦慧，下晡甚，夜半静。"这与重症肌无力"晨轻暮重"的特点相符合。《临证指南医案》曰："盖肝主筋，肝伤则四肢不为人用，而筋骨拘挛……血虚则不能营养筋骨。"可见滋养肝血，使筋脉得以濡养，则肢体痿软得复。故现代医家有不少主张从肝论治重症肌无力。

欧阳琦治疗重症肌无力因肝不主筋者，喜用柔肝润筋之法，常用白芍、蝉衣、葛根、丝瓜络，若阴亏明显加制首乌、桑椹子，阳亢明显加石决明、天麻、钩藤，目疾加菊花、谷精草，盗汗加煅牡蛎，便结加草决明，关节僵硬疼痛加木瓜、薏苡仁。

尚尔寿教授认为本病的病位主要在肝，其病因病机主要与风（内风和外风）密切相关。治疗上重点从肝从风论治，以补肝肾祛风通络为主，并善用虫类药搜剔筋骨间之顽邪。用复肌宁胶囊（主要药物组成：天麻、全蝎、蜈蚣、地龙、牛膝、黄芪等）治疗70例重症肌无力，临床治愈21例，基本治愈6例，显效20例，好转16例，无效7例，总有效率90%。

陈丽鸽认为宗筋不利，经脉失养是本病的病机，故滋补肝肾、疏筋、强筋是治疗的根本方法。用强力水丸（主要药物组成：熟地黄、龟甲、枸杞子、黄精、穿山甲、黄芪、白芍等）治疗101例，临床治愈48例，显效24例，有效23例，无效6例，总有效率94.1%。

张宏伟等从肝论治重症肌无力63例，采用疏肝、清肝、养肝、柔肝等法。药用：白芍、当归、杜仲、天麻、鸡血藤、桑枝、川芎、甘草。加减：肝气怫郁，疏泄不及者加柴胡、枳壳；呼吸不畅者加桂枝；湿热蕴肝，肝强气逆者加半夏、茯苓；寒滞厥阴、络脉闭阻者加细辛；气滞血瘀者加桃仁、红花。结果痊愈33例，好转28例，无效2例，总有效率96.82%。

肖国士认为本病以阴虚血热型多见，以四物汤加桑枝、姜黄为基础，气虚加黄芪、党参，血虚加首乌、阿胶，血热加丹皮、栀子，阴虚加寸冬、玄参，阳虚有寒加桂枝、细辛，肝肾不足加枸杞、桑椹，痰凝脉络加入二陈汤等，先后治疗30余例，坚持2~3个月，大多数已稳定、缓解，恢复健康。

刘贵生等从肝论治1例因情志抑郁引起重症肌无力危象，伴有一派阴虚血燥之象，全身筋肉无力，却服健脾益气之品无效者，其病本不在脾，而实在肝不主筋，予以大剂柔肝润筋之品挽其沉疴。处方：生白芍、枸杞、生薏米、天冬、当归、首乌、金银花、甘草。治疗1月余患者症状消失，随访2年无复发。

（四）升阳举陷

李声岳教授认为气虚下陷是眼肌型重症肌无力主要病机，故以葛根为主，组方“葛根举陷汤”主之。方中重用葛根40g，其意有二：一是君药宜重；二是重用则力宏，善于升阳举陷。葛根甘平无毒，重用不会有明显副作用。配黄芪、党参、白术、当归补益气血、濡养肌肉，发挥升举上睑作用为臣药；佐以柴胡、升麻、桔梗助葛根之升举阳气；使以甘草益气养血，调和诸药。对肾虚精亏者，加熟地黄、菟丝子、桑椹子、枸杞子等；肾阳不足者，加肉桂、附子等；脾虚泄泻者，加山药、莲子、白扁豆、薏苡仁等；表虚外感者去党参、当归，减黄芪为15g，加入防风、荆芥、金银花、连翘、桑叶等；气阴两虚者，加沙参、知母、麦冬、女贞子、黄精等；兼夹痰湿者加茯苓、法半夏、陈皮、浙贝母、藿香等。

裘昌林教授认为重症肌无力危象以呼吸困难，痰涎壅盛(喘甚不得卧、气短促难续接)，甚至汗出淋漓，脉细微弱或大而无力欲绝为主症。其病机主要关乎肺、肾、脾、心，属中医“大气下陷”之证。病机可以概括为“肾气衰、脾气败、肺气竭、心气虚”，而成阴阳离决之危候。裘师认为在此阶段的中药治疗要在积极配合现代医学抢救的同时，予以回阳救逆，升阳举陷，扶元纳气，肃肺化痰。具体治疗：①温补真元，以振命门元气之颓废，药用潞党参(野山参、别直参)、淡附子、干姜、肉桂、山萸肉、紫河车粉等。②调化脾胃，以畅中焦壅滞之气机，常用理中汤，因脾虚及肾，故加桂附；③利肺强心，以迅达固脱救逆之效，常用人参蛤蚧汤合真武汤加减以峻补元阳，镇固摄纳，以挽一线之生机。④升阳举陷，以助胸中大气斡旋之功，重用黄芪，可达80～120g，善于升阳举陷，加柴胡能引清气上行。⑤未发先防，扶正畅意瑾以防微杜渐。常加玉屏风散以益气固卫。

邓铁涛教授认为重症肌无力危象属于中医脾胃虚损，大气下陷病症。虚损，反映该病已发展到形体与功能都受到严重损坏的危重本质；大气下陷，体现该病呼吸困难，吞咽不下，气息将停，危在顷刻的特点。救治危象的中医药方法主要有：①强肌健力系列产品其中之一，分别为强肌健力饮、强肌健力口服液、强肌健力胶囊；②黄芪注射液；③吞咽困难者，鼻饲液由广州中医药大学第一附属医院营养室配制的“力衡全临床营养膳”；④中医护理。总之，甘温益气、升阳举陷、顾护脾胃、调补肺肾是邓铁涛教授救治危象之原则大法。

（五）温理奇阳，益气振颓

以吴以岭教授为代表的河北以岭医药研究院团队认为重症肌无力病理机制为奇阳虚损，鼓动无力，血行障碍，经络阻滞。奇经八脉，纵横交叉于十二经脉之中，通行上下，总督诸阴诸阳，渗灌三阴三阳，与五脏六腑及体表器官关系密切。奇阳虚损，不能约束十二经脉，血液运行散乱，经络瘀滞，则肌肉失去濡养，而致肌肉颓废无力。故采用温理奇阳、扶元振颓之法，选用黄芪、白术、茯苓、淫羊藿、紫河车、当归等药合用，则奇阳得充，十二经脉得以约束，气血运行通畅，肌肉得到濡养。颓废无力诸症自除。用重肌灵系列制剂治疗300例，临床治愈91例，显效118例，有效80例，无效11例，总有效率96.3%。

李红霞等在2001～2003年采用重肌灵散治疗Ⅱb重症肌无力240例，服药一个月为一个疗程，共服药3个疗程，观察疗效，基本痊愈24例，显效158例，有效44例，无效14例。总有效率94.17%。

（六）扶正祛邪

况时祥教授提出重症肌无力应从“湿毒”论治的观点，针对重症肌无力“五脏正虚、邪毒内生”的发病机理，临床治疗需要扶正与解毒并重，临证筛选药物组成扶阳解毒丸（黄芪60g，鹿茸8g，紫河车10g，土茯苓30g，仙灵脾30g，白芥子20g，漏芦15g）和滋肾解毒丸（生地黄60g，石斛20g，鹿茸6g，紫河车15g，土茯苓30g，白芥子20g，漏芦15g）。前方中君用黄芪健脾益气、升阳举陷；以仙灵脾、土茯苓扶阳化湿解毒，二药一补一泄为臣药，扶正而鼓邪外出。后方君用生地黄滋肾养阴，辅以石斛、土茯苓滋补肝肾，化湿解毒。两方均佐以紫河车温肾养精，益气养血，鹿茸温扶肾阳，补益精血，漏芦解毒散结，白芥子化痰散结。上述诸药炼蜜为丸。同时，根据患者具体情况常规配以马钱子、全蝎、蜈蚣等院内制剂，马钱子能攻毒散结，全蝎、蜈蚣具有化痰散结、解毒消痈功效，能针对本病起到较好的治疗作用。临床应注意，对于本病之毒，切不可过用发汗、涌吐、攻下等戕伐正气之品，扶正与解毒配合得当，对于临床疗效的提高具有较大意义。

冉维正等认为重症肌无力的治疗，一方面要注重补虚，脾肾双补；另一方面尤其重视祛邪，并且要认识到邪气伏留难祛的特性。在急性发病期，邪正交争，邪气亢盛，此时应扶正与祛邪并举，在补虚的基础上，注重祛邪，根据不同的伏邪类型采用相应的祛邪方法。之后病情进入缓解期，邪气稍退而正气更虚，则以扶正为主，祛邪为辅，随病情治疗逐渐减少祛邪药物用量，并逐渐减少激素及胆碱酯酶抑制剂等西药用量。最后病情趋于稳定，进入稳定期，此时治疗更应以补虚为主，同时因伏邪难祛的特点，此时应继续稍佐祛邪药物，在症状缓解甚至消失后，继续坚持治疗，争取祛邪务尽，防止病情复发。组方多选用黄芪、人参、补骨脂、肉苁蓉、黄精、五味子等补益脾肾。在祛邪方面，对热毒明显者，予半枝莲、蛇舌草、拳参、蛇莓等；对痰湿浊毒明显者，予萆薢、茯苓、薏苡仁等；对胸腺增生及肿瘤者，予石见穿、浙贝母、山慈菇、龙葵等消癥解毒化痰核；对有风邪者，以白蒺藜、蝉蜕、僵蚕、蜂房等祛风，同时蜂房有小毒，可起到以毒攻毒之效。

（七）单味药制马钱子

马钱子为祛风湿类药物，苦，寒，有毒，归肝、脾两经，具有祛风除湿、通络止痛、消肿散结之功效。临床常用于治疗风湿痹证。然而现代药理学研究证实马钱子主要成分为生物碱，其中主要是番木鳖碱。番木鳖碱对中枢神经系统具有兴奋作用，故而其可能对神经，肌肉接头间传递功能障碍具有一定的治疗效果，从而改善重症肌无力患者的临床症状。作者选取58例重症肌无力患者，随机分为两组，治疗组30例，对照组28例，治疗组：采用制马钱子粉口服治疗，初始剂量为0.1g/次，每日1次口服，3日为1个观察周期，如效果不明显，剂量增加0.1g，有效剂量以病人临床症状改善且不出现头晕、头痛、口唇及舌尖发麻等不良反应为准，但最大剂量不超过0.6g。对照组：采用溴吡斯的明片及激素口服治疗。两组均以18天为1个疗程。结果治疗组痊愈21例，显效5例，无效4例，总有效率86.76%。对照组痊愈14例，显效4例，无效10例，总有效率64.3%。

陈述森以制马钱子为主治疗重症肌无力，患者经治疗后2次有效；制马钱子有增加肌力的作用，其增长和持久性与用药量之多少、时间之长短有一定的关系。在每一病例开始用马钱子时，每日用药量都为1分5厘，肌力即有所增加，用量逐渐加至每日3分2厘或4分时，肌力的增长达到接近正常。制马钱子和新斯的明的疗效比较：新斯的明是治疗重症肌无力有效的药物，疗效发挥较快，但持久性差一些。制马钱子发挥疗效的作用虽然比较缓慢，但持久性较好。两者同为治疗重症肌无力的有效药物，若相互使用可起到相辅相成的作用。

裘昌林以炙马钱子胶囊为主治疗重症肌无力，治疗组单味马钱子胶囊30例，对照组口服溴吡斯的明+醋酸泼尼松片28例，马钱子胶囊0.2g/粒，每次2粒，每日3次，两组三个月为一个疗程，共治疗三个疗程。治疗组临床痊愈2例，显效14例，有效12例，无效2例，总有效率93.33%；对照组临床痊愈3例，显效10例，有效7例，无效8例，总有效率71.43%。并总结出小剂量渐加量法：分次服用，单剂量不超过0.4g，对本病轻症可单药控制，对重症予以辅助治疗可明显减少西药用量及相关毒副作用，提高疗效。

综上所述，现代医家在对重症肌无力的遣方论治上，主要是以补虚为主，或益气健脾，或补益脾肾，或养肝润筋，兼以祛湿、通络、活血等。对于单纯脾胃虚损者，则以补中益气汤为代表方，重用黄芪以益气升阳；对于脾肾两虚者，则在补中益气汤基础上，辨证使用左归丸、六味地黄丸、右归丸等具有代表性的补肾方，以补益肾阴、肾阳，尤其是重视元阳亏虚的“奇阳理论”，更是独树一帜。对于肝血不足或肝肾两虚者，以养血柔筋为法，如自拟方复肌宁胶囊，强力水丸等。对于重症肌无力危象的治疗主要以张锡纯大气下陷理论为指导，予以升阳举陷为法，强调重用黄芪，加柴胡、升麻、葛根以助阳气升举。此外，还有部分医家根据现代医学对重症肌无力的研究进展，提出了“五脏正虚，邪毒内生”“伏邪致病”的理论，予以扶正祛邪的治法。在重视脏腑辨证论治的同时，部分医家提倡虫药的使用，认为久病之痿非虫药不能活其血，通其络，搜其风，如全蝎、蜈蚣、蕲蛇等。在单味药使用中，诸多医家均强调了马钱子对治疗痿证具有独到疗效。

然而，临床上也有不少医家认为重症肌无力的证型并非单一，涉及了多脏器功能，病性也并非单纯虚证，多虚实夹杂，以虚为主，治疗上主要根据不同的证候类型进行辨证施治。

孙慎初先生认为，重症肌无力总体属虚证，并将此病分为眼肌型(只有眼肌受累)和全身型(除眼肌受累外其他肌肉亦受累)。先生认为，前者主要是中气不足，较少累及他脏，亦有少数患者兼夹风、寒、湿、热之邪。治疗以补中益气为主。后者除中气不足外尚有肺肾虚损，肺脏虚损可分为肺气和(或)肺阴不足，肾虚当包括肾之阴和(或)阳虚损。临床除大剂使用补中益气类药物外，兼有肺肾阴虚者酌加熟地黄、山萸肉、百合、枸杞子、龟甲、鳖甲等药；兼有肺气不足及肾阳虚者应加紫河车、蛤蚧、太子参、山药等。

张诚等将本病分为七型治疗。①卫外不固，风客睑肤。临床上可采用益气聪明汤、玉屏风散等治疗；②肝肾精亏，精脱视歧。临床上可采用杞菊地黄汤加减治疗；③脾虚湿滞，枢机不利。a)外感湿邪：治疗当采用霍朴夏苓汤、三仁汤等；b)痰湿困脾：可采用附子理中汤、苓桂术甘汤等加减治疗；c)大气下陷，气息不畅：临床可采用升陷汤、补中益气汤等加减；d)脾肾阳虚：治疗当以肾气丸为主方化裁；e)气阴两虚，清阳不升：临床可用左归丸加减治疗；f)瘀血阻滞，经脉不通：治疗当用补阳还五汤加减。

林丽等对孟如教授1997年4月～1999年8月诊治32例重症肌无力成功案例进行分析总结。①中气不足型：多见于眼肌型及全身肌无力型轻者，予以补中益气汤加味治之。②脾肾气阴两虚型：多见于全身肌无力型及延髓肌型，予以四君子汤合六味地黄丸加减治之。③脾肾阳虚型：多见于全身肌无力型，予以四君子汤合右归丸加减治之。④气血亏虚型：多见于MG久病者，予以十全大补丸加味治之。⑤气虚血瘀阻络型：见于全身肌无力型久病者，予以四君子汤合桃红四物汤加味治之。

齐玲玲教授分三型治疗重症肌无力：①肝肾虚弱证：补肾养肝，益阴强阳，左归饮加减。但是在服药的过程中，可能出现饮食减少的表现，这时还可加服补中益气丸或参苓白术散；②脾胃虚弱证：培补脾胃，升清降浊，补中益气汤加减。若病情较重，可在入睡前加服金匮肾气丸或归脾丸；③元气亏虚证，培补元气，龟鹿二仙膏加减。若神志不清，可加用菖蒲郁金汤。在治疗过程中黄芪的使用往往比较关键，而且用量比较大，常用的配伍是黄芪配熟地黄；用在病情不重的时候，黄芪配桂枝；用在阳气不足的时候，黄芪配鹿茸；用在元气大虚的时候，黄芪配白术；用在中焦气虚的时候，黄芪配人参；用在身倦乏力的时候，还有一味常用药就是牛膝，在出现肌肉萎顿的时候即可使用。

陈贯一教授分三型治疗重症肌无力：肝肾阴虚型用六味地黄汤加生脉散加减；脾胃气虚型用五味异功散、六君子汤加减；气血亏虚型用八珍汤化裁。总结1998年～2001年治疗216例病例，痊愈116例，显效23例，好转25例，无效52例。

史英杰收集刘弼臣教授诊治眼肌型重症肌无力完整病例21例，总结出三种类型及其对应方药：①中气下陷：一侧或双侧上眼睑下垂，晨起稍轻，午后加重，眼肌不耐疲劳，常须仰视，治以补气升提，兼予祛风通络。方用补中益气汤加减。②脾虚湿困：眼睑下垂晨轻暮重，感冒后加重。治以运脾化湿，益气升清，方用六君子汤加味。③波及肝肾：除脾虚气弱，形瘦神疲见证外，尚有复视、斜视、目珠固定或转动不灵活，治以补肾平肝，益气通络。方用杞菊地黄丸合牵正散加减。体会：单用补中益气或补益脾肾之品，疗效不如加入马钱子方；而单用马钱子，效果亦不如二类药物合用。可见，补脾益肾与疏通经络相结合，当是治疗本证的较有效方法。治疗后临床症状明显改善，眼睑下垂基本恢复或较治疗前上提2/3以上，复视、斜视得到矫正，眼球转动灵活评为显效者7例，治疗后临床症状改善，眼睑下垂较治疗前上提1/3至2/3，复视、斜视或眼球转动不灵活较前减轻，评为有效者12例，无效者2例，总有效率90.5%。平均服药天数85.5天。

裘昌林教授中药分阶段协同激素治疗重症肌无力。裘昌林教授认为，在运用激素治疗重症肌无力时，应区别少火期、壮火期、脾肾阳虚期、相对稳定期和反跳期等不同阶段予以辨证治疗。①重症肌无力患者激素治疗初始阶段，机体处于“少火”期。裘师以健脾益气升阳之法治疗，药用黄芪、当归、党参、生晒参、白术、山药、仙灵脾、防风、炙甘草、炒薏米仁、升麻、柴胡。②壮火期：重症肌无力患者激素维持治疗阶段，机体出现气阴两虚，阴虚内热之证。裘师在健脾益气的基础上，加用滋阴凉血之药，以欲清虚阳，必滋其阴，药则加用制黄精、生地黄、麦冬、天冬、五味子、山萸肉、女贞子、牡丹皮、地骨皮、黄柏、知母等。③脾肾阳虚期：在此阶段裘师在健脾益气升阳的基础上，加用补肾壮阳、温化痰湿之品，药则加用淡附子、干姜、肉桂、巴戟天、紫河车粉、炒扁豆、芡实、制半夏、藿香、佩兰、川朴、苍术等。④相对稳定期：在此阶段裘师在健脾益气升阳的基础上，加用补温补肾阳之品，药则加用仙茅、淫羊藿、补骨脂、紫河车粉、鹿角霜、淡附子、干姜等。⑤反跳期：裘师认为此类重症肌无力治疗应以西医综合集束化护理为主。

下
饶旺福治疗重症肌无力临证实录

|第一章|
临证思路与方法

重症肌无力(MG)是一种由乙酰胆碱受体(ACh R)抗体介导，细胞免疫依赖，补体系统参与，主要累及神经肌肉接头突触后膜ACh R的自身免疫性疾病。目前各中医医家对该病已然取得一定认识并得到较好的疗效。饶旺福教授从事中医临床、教学与科研工作40余年，博览中医典籍，始终坚持中医辨病与辨证相结合，用最朴素的中医思维遣方用药，对于重症肌无力的诊疗也摸索出了自己的一套见解，并取得了较好的临床疗效。

一、辨治思路

饶老认为中医的辨病和辨证就如同哲学中矛盾的普遍性和特殊性一样，辨病是对疾病发生发展、转归预后整个过程共性规律的认识。辨证则是在共性规律的基础上针对个体化差异再进一步的补充和细化。目前很多中医医家都重视辨证论治，以症状去分析病机，如此证型多样，比较复杂，而且大多重复，不易掌握。饶老指出，对于重症肌无力的诊治，应该首先从辨病上看，其共同特点都是“无力，活动后加重，休息后缓解”，故“气虚”是此病之本。抓住这个根本矛盾后，再根据不同的个体，疾病的不同阶段，以辨证的思维量体裁衣，临证加减，如此方可执简驭繁。

中医的诊疗过程，其实就如同抽丝剥茧。在掌握了重症肌无力的根本矛盾(辨病)之后，应进一步细分为3个主要证型。

(一)辨证分型

1.脾胃亏虚

此证型是本病最主要的证候类型。因脾胃居中焦，以膜相连，乃气机升降出入之枢机，二者互为运纳，相辅相成，共为后天之本，是气血津液精气生化之源。脾主升主运，脾虚气陷，则升举无力，上睑属肉轮，归脾胃，故提睑无力，出现眼睑下垂；脾主肌肉、四肢，脾虚则生化不足，五脏六腑、四肢百骸势必会失去气血精微的滋润濡养，因而出现四肢痿软不能随用。脾虚则胃亦弱，水谷失于运化，气机失于升降，致升降之枢机不利，受纳无权，则气血不足，筋脉失养，诸经不行，喉舌不利，发为吞之不下，少气不足。

2.肝肾亏虚

如张景岳所述："五脏各有所合，故皆能使人痿。"因肝藏血，开窍于目，肝受血而能视，肝和而能辨五色。肾藏精，精为人体生命之物质基础，化阴则可生血、精髓、津液，以营养脏腑四肢百骸，化阳则生气生阳，以行温养与气化之功。肝血不足，则肝窍失养；肾虚则精气匮乏，精明失濡。"精散则视歧，视歧见两物"，故见复视，视物模糊，易疲倦。肾者，胃之官也。咽主通利水谷，是胃气之通道，若肾气亏虚，肝失疏泄，则胃气不降，水谷不行，停聚于胸膈，气机闭阻，咽喉不畅，不能食之，发为吞咽困难。且肾主骨生髓，肾虚则骨消髓减，无以充实形体，故表现为肢体无力，肌肉萎缩，腰膝酸软。

3.大气下陷

该证型病情危重，甚者危及生命。张锡纯在《医学衷中参西录·治大气下陷方》中记载："大气者，充满胸中，以司肺呼吸之气也，人之一身，自飞门以至魄门，一气主之，然此气有发生之处，有培养之处，有积贮之处，天一生水，肾脏先成，而肾系命门之中有气息息萌动，此乃乾元资始之气。"气维系着人体的生命活动，是人生存之根本。若因过劳、久病等因素致脾胃亏虚，则水谷精微传化失输，气机升降之枢纽不运，滞于胸膈，壅塞于肺，聚湿生痰，故可见胸闷，气促等症状。若脾病及肾，致肾脏亏虚，损及元阴元阳，使得肾气失于封藏，肾不纳气，气难归根，则一身之气无以生成，五脏六腑，形体官窍一应俱损，而出现呼吸困难，大汗淋漓，气微欲绝，即重症肌无力危象。如张锡纯在《医学衷中参西录》所诉："胸中大气下陷，气短不足以息，或努力呼吸，有似乎喘，或气息将停，危在顷刻。"

（二）分型论治

饶老指出在中医门诊就诊的重症肌无力患者当中，大多数都是在西医院明确诊断已经接受过现代医学治疗而病情反复的患者，或服激素效果仍不理想，还有不能耐受其副作用者，也有惧怕服激素者。他在辨病结合辨证思想指导下，通过对大量门诊患者的症状、舌脉象等一系列证候特点观察，总结分析得出，这些重症肌无力患者大多都以脾胃亏虚、肝肾亏虚为主，在临床诊疗上可执简驭繁以此二证型治之。而大气下陷属重症肌无力危象，应收入住院予中西医对症支持治疗，待病情稳定后再逐渐过渡到完全中医治疗，以巩固疗效，防止复发。

1.脾胃亏虚

患者主要由先天不足，病后失治，久病不愈或过度劳累等原因，致后天之本失养，运纳失调，气机不利，脾失健运，胃气则亦弱，故临床主要表现为：眼睑下垂或伴复视，斜视，目睛转动不灵，四肢乏力，易疲倦，耐力差，少气懒言，面色萎黄，纳差，易腹胀，睡眠可，大便溏。舌质淡，苔薄白，脉沉细。治宜益气健脾，升阳举陷。方以补中益气汤加减，基本方：党参30g，生黄芪50g，柴胡10g，升麻10g，陈皮10g，白术40g，炙甘草10g，茯苓15g，荷叶10g，千年健20g，千斤拔20g，鸡血藤50g。方中生黄芪益气为主药，合党参、白术、炙甘草共收补气益气之功；升麻、柴胡、荷叶升举阳气，陈皮理气，使全方补而不滞，茯苓更助健脾之功，千斤拔，千年强健筋骨，鸡血藤补血行血，舒筋活络。

2.肝肾亏虚

脾胃亏虚日久，必致肝肾不足，尤其是长期服用激素治疗的患者，因激素的亢奋，烘热等药毒副作用，损伤阴液，致阴虚阳亢，水亏火旺，故临床表现为：眼睑下垂，四肢无力，易自汗盗汗，口干，大多伴满月脸，向心性肥胖，痤疮，纳可，大便干。舌质红，少苔，脉细数。治疗当以益气养阴，滋补肝肾为法，方选黄芪知柏地黄汤合二至丸加减，基本方：生黄芪50g，太子参30g，知母10g，生地黄20g，山药20g，山茱萸12g，桑椹子10g，女贞子15g，墨旱莲12g，巴戟天15g，龟甲20g，木香10g。气虚贯穿重症肌无力疾病发生发展过程的始终，故黄芪补气当帅仍为主药，太子参、山药甘平，益气生津助黄芪益气之功，知母、生地黄、墨旱莲、桑椹子清热养阴生津，山茱萸、女贞子、巴戟天、龟甲共补肝肾，木香行气健脾。

3.大气下陷

人以元气为根本，以水谷之气为养料，若脾肾俱虚，先天元气衰微，后天中气虚亏，先后天之根本不足，则气血灌注生化之源衰竭，脏腑皆损，气无以生成，人则无以撑持，故出现呼吸困难等危症。饶老将大气下陷主要分为两大类。

（1）气阴两虚：临床主要表现为呼吸困难，吞咽不能，肢体无力，虚烦躁扰，面部烘热，潮热汗出，口干，大便干，舌红无苔，脉细数无力。治疗以益气养阴，升陷固脱为法，方选黄芪生脉散合六味地黄丸加减，用药：西洋参20g，黄芪100～200g，山茱萸80g，五味子10g，麦冬20g，知母20g，生地黄20g，山药30g，龟甲20g，桔梗8g，升麻10g，女贞子20g，墨旱莲20g，木香10g。方中大剂量黄芪补气，西洋参益气养阴生津，大剂量山茱萸配合五味子共收敛阴固脱之效，麦冬、知母、龟甲滋阴清热，桔梗载药上浮配合升麻升阳举陷，山药滋补肺脾肾，女贞子、墨旱莲补肾养肝，木香行气健脾。

（2）阴阳两虚：临床主要表现为呼吸困难，吞咽不能，肢体无力，不动汗出，肢凉怕冷，神疲乏力，两眼无神，纳呆便溏，舌质淡，脉沉细数无力。治疗主要以回阳固脱，调和阴阳为法，方选全真一气汤加减，用药：红参15g，黄芪100～200g，附片15g，白术40g，熟地黄30g，麦冬30g，五味子10g，牛膝15g。大剂量黄芪补气升阳，红参大补元气，附片温肾壮阳，三者共助回阳救逆，白术益气健脾，熟地黄滋阴益髓，麦冬、五味子敛阴生津，牛膝补益肝肾，引火归原。

此外，每个患者因性别、年龄、地域等不同，临床表现也各有所异，病因病机也更为复杂，所以在掌握疾病的根本矛盾及其主要方面上，在确定基础方药之后，应进行进一步的辨证论治，以把握其兼症。重症肌无力在临床中多属本虚标实，在虚的基础上常兼有夹风、夹痰、夹瘀之标症。气虚夹风者，除气虚症状外，亦见言语不利，双目干涩及视物模糊，舌质淡，苔薄白，脉弦细，或久治效果不佳者，在治疗中除以益气为主之外，还应予以全蝎、僵蚕、防风、蜂房等祛风通络之品；气虚血瘀者，临证时尚见舌质暗，舌体有瘀点，或舌下脉络瘀曲，脉细涩等，还应酌加丹参、赤芍、川芎、鸡血藤等祛瘀之药；气虚痰阻者，尚见头昏重，胸闷，苔腻，脉细滑等，治疗中宜加入法半夏、茯苓、苍术、泽泻、桔梗等化痰药。需要注意的是，重症肌无力仍是以“虚”为本，为避免妄投苦寒，峻猛之药，导致正气大伤，故不管是祛风通络，还是化痰祛瘀，选药都应以性质平和之品为上，如此方可收到事半功倍之效。

二、实践感悟

饶老在治疗重症肌无力时最大的诊治经验就是将“辨病”放在最突出的位置。他从辨病的角度，并根据自身多年来对重症肌无力诊治的经验，掌握了其整个发生发展的共同特点，并提出气虚是贯穿整个疾病始终的重要观点，认为“补气”是要把握的重中之重。故在临床诊疗中，不管辨为哪个证型，饶老都会使用大剂量的生黄芪。他指出对于一些肝肾阴虚的患者，如果从辨证的角度出发，单纯的予以滋阴清热，补益肝肾之药，而缺乏辨病的思维，没有掌握疾病的根本矛盾，其治疗效果往往是大打折扣的。这也解释了为什么对于阴虚的患者，饶老还敢予之大量甘温纯阳的生黄芪。对于重症肌无力的治疗，补气肯定是放在首要的，但同时该病也是一种慢性虚损性疾病，病程长、恢复慢、病情反复易缠绵是其主要特点，中医认为久病必及肝肾，脾胃亏虚日久必致肝肾不足，故在益气健脾的同时还得兼顾补益肝肾，饶老常在主方中加入菟丝子、墨旱莲、女贞子、巴戟天、蛤蚧、鹿胶、龟胶等品，这样使得气血生成源源不竭。

古人云中医之秘在于剂量。饶老治疗该病的一大治疗特色就是使用大剂量生黄芪。生黄芪起始剂量一般为50g（小儿用量30g），先予以一个疗程（1周），先观察患者病情是否有加重或使用大剂量甘温纯阳的黄芪是否引起“上火”副作用，如无明显此反应或患者病情症状改善，则考虑继续加大黄芪用量，根据患者个人体质及病情差异，量最大者可加至250g，大多数患者维持在100~150g，该病治疗贵在坚持，只要服药无异常不适，就应有方有守，坚持到底。此外，饶老还进一步指出：气亦分阴阳，对于阳气虚偏重的患者重用红参、党参，阴气虚的患者则以西洋参、太子参为主，这就更充分地发挥了君药益气的主导地位，且考虑黄芪用量大，为保证整个用方阴阳不至过极，应格外注意补气太过，古云：“气有余便是火。”故在用方中常加入生地黄、知母、麦冬等药佐制，在临床上常常取得令人满意的效果。可以说饶老对于这个疾病的认识、分析、诊疗，除了有丰富的经验之外，还有异于旁人的魄力，这也是饶老诊疗重症肌无力的个人用药特色。

|第二章|
饶旺福治疗重症肌无力的常用中药

黄芪

黄芪是一种豆科植物的根。味甘，性微温，归脾、肺经。具有补气升阳、益卫固表、托毒生肌、利水消肿的功效。主要用于气短乏力，食少便溏，崩漏，久泄脱肛，表虚自汗，痈疽等症。现代研究发现，其主要含有黄芪皂苷、氨基酸、黄酮类化合物、叶酸、维生素、核黄素及多种微量元素等化学成分。

如叶天士在《本草经解》中所述："人身之虚，万有不齐，不外乎气血两端。黄芪气味甘温，温之以气，所以补形不足也；补之以味，所以益精不足也。"饶老认为重症肌无力其根本就是在于"虚"，黄芪作为"补气药之长"，是复方君药，且必不可少。值得注意的是，长期使用大剂量的黄芪，虽起到补气作用，但黄芪甘温纯阳，也易助火生热，产生一些药物毒副作用，故纵使炙黄芪补气之力更强，但生黄芪乃为上选。现代药理研究也表明，黄芪能增强并调节机体免疫功能，可提高机体的抗病力。剂量一般在50～250g。

红参

红参为五加科人参栽培品经过蒸制后的干燥根及根茎。味甘、微苦，性温，归脾、肺、心、肾经。具有大补元气、复脉固脱、益气摄血的功效。主要用于体虚欲脱，肢冷脉微，气不摄血，崩漏下血等症。现代研究发现，其主要含有人参皂苷、糖类、氨基酸类、挥发油类等化学成分。

据《神农本草经疏》中记载，"人参能回阳气于垂绝，却虚邪于俄顷。其主治也，则补五脏"。而红参在蒸制之后，减轻了人参的毒性，且在补虚作用方面强于人参，更适合于长期服用。饶老指出：红参对于本虚的重症肌无力患者而言，无疑是一味良药，但凡事都有个度，辨病的基础上仍要确切的辨证，若罔顾患者的证型，长期大剂量使用，势必适得其反，且红参本身价格昂贵，加之重症肌无力本身就是一个慢性疾病，需长期服用，一般患者家庭都难以承受。所以，用药一定要对证，且势必要用在刀刃上。剂量一般在20～30g。

党参

党参为桔梗科植物的干燥根。味甘，性平，归脾、肺经。具有补中益气、养血生津的功效。主要用于脾肺气虚、气血不足导致食少倦怠，咳嗽虚喘等症。现代研究表明，其主要中含有多糖、炔苷、生物碱、三萜类、苯丙素类、甾醇等化学成分。

如《本草正义》描述："党参力能补脾养胃，润肺生津，健运中气，本与人参不甚相远。其尤可贵者，则健脾运而不燥，滋胃阴而不湿，润肺而不犯寒凉，养血而不偏滋腻，鼓舞清阳，振动中气而无刚燥之弊。尤为得中和之正。"饶老认为党参虽补气之力不如人参，但贵在性平，补而不燥，与大剂量黄芪联用尤为可贵，且物美价廉，还可以减轻患者经济负担，所以许多医家在临证时，若非是大气下陷，亡阴亡阳等危证，多将人参改用为党参。现代研究发现，党参也有增强人体免疫力，改善胃肠动力、肺功能等作用。剂量一般在30～50g。

西洋参

西洋参为五加科人参属多年生草本植物的根，俗称花旗参。味甘、微苦，性凉，归心、肺、肾经。具有益气养阴、清火生津的功效。主要用于阴虚火旺，气阴两伤，津液不足，烦倦口干等症。现代研究发现，其主要含有人参皂苷、氨基酸、人参多糖、挥发油、多种微量元素和无机盐、维生素等化学成分。

《医学衷中参西录》说："能补助气分，兼能补益血分，为其性凉而补，凡欲用人参而不受人参之温补者，皆可以此代之。"饶老认为，气亦分阴阳，西洋参具有人参的补性而无人参的燥性，故对于证属气阴两虚，阴虚火旺或不耐温补的重症肌无力患者，应将红参易为西洋参。经济条件允许的患者，可以泡水以茶饮之，具有抗疲劳，增强体力，提高人体免疫力的作用。剂量一般在20～30g。

太子参

太子参为石竹科植物孩儿参的干燥块根。味甘、微苦，性平，归脾、肺经。具有益气健脾、生津润肺的功效。主要用于脾虚食少，倦怠乏力，心悸自汗等症。现代研究发现，其含有糖类、环肽类、微量元素、皂苷类、挥发油类、油脂类、氨基酸类、脂肪酸和甾醇类等化学成分。

饶老指出，太子参乃气阴并补第一品，虽其补气之力远不及人参，但其药性平和，以平补见长，且补而能清，在平补基础之上还能清除热邪，是一味清补良药。对于气阴两虚型的重症肌无力患者，常用太子参，且老少皆宜。剂量一般在20～30g。

白术

白术为菊科植物白术的干燥根。味甘、苦，性温，归脾、胃经。具有健脾益气、燥湿利水、止汗、安胎等功效。主要用于脾气虚弱，倦怠无力，水湿停留，胎气不安等症。现代研究发现，其主要含有挥发性成分，如多糖类、内酯类、黄酮类、苷类等化学成分。

《本草正义》说白术“禀坤土中和之性，故专主脾胃，以补土胜湿见长。温能胜寒，燥能驱湿，而芳香之气，能通经络，走肌肉……除痰胜湿，补中升清”。前人皆谓白术为“脾脏补气健脾第一要药”，有“十方九术”之说。其功效专治，与黄芪、党参等合用，更助补气益气之功。《本经逢原》云：“生用则有除湿益燥，消痰利水，治风寒湿痹，死肌痉疸，散腰脐间血，及冲脉为病，逆气里急之功。制熟则有和中补气，止渴生津，止汗除热，进饮食安胎之效。”饶老指出，对于重症肌无力患者而言，虽然炒白术补气健脾之力更著，但白术性本温，炒制后应防温燥伤阴，尤其在使用大剂量黄芪的复方中，更宜选用生白术。剂量一般在30～40g。

山药

山药为薯蓣科多年生缠绕性藤本薯蓣的干燥根茎。味甘，性平，归肺、脾、肾三经。具有补脾养胃、生津益肺、补肾涩精的功效。现代研究发现，其主要含有淀粉、蛋白质、游离氨基酸、多糖、尿囊素、胆碱、甾醇类、微量元素等化学成分。

《本草经集注》提到山药“主伤中，补虚羸，除寒热邪气。补中，益气力，长肌肉，强阴”。饶老认为山药虽补气之力轻缓，不及白术专主补中健脾，但益阴而补肾，与补气药同用，兼益气，养阴之功，且其药性平和，不及补气复方的温燥之性，可常服多服。剂量一般在15～30g。

甘草

甘草为豆科植物甘草的干燥根和根茎。味甘，性平，归心、肺、脾、胃经。具有补脾益气、清热解毒、祛痰止咳、缓急止痛、调和诸药等功效。主要用于脾胃虚弱，倦怠乏力，心悸气短，脘腹疼痛等症，还可缓和药物毒性。现代研究发现，其主要含有甘草酸、甘草苷、异甘草素等三萜类、黄酮类、生物碱、多糖等化学成分。

《日华子本草》曰："补五劳七伤，一切虚损，惊悸，烦闷，健忘。通九窍，利百脉，益精养气，壮筋骨，解冷热。"甘草是各复方中常用的一味中药，在临床应用中有"生用"与"蜜炙"之别，二者功效不一，前者多侧重于解毒，清热，调和药性；而后者多以补脾益气之功见长。甘草还可作为使药辅助臣药提高药性，并调和诸药之性，因此有"国老"之称。在治疗重症肌无力患者时，饶老对于脾气虚弱的患者，常以蜜甘草健脾益气，若方中已使用大剂量黄芪、党参之品，则多用生甘草缓其寒热之性，使得整个复方更为平和。炙甘草一般剂量在10～15g；生甘草一般剂量在3～6g。

千年健

千年健为天南星科植物千年健的干燥根茎。味苦、辛，性温，归肝、肾经。具有祛风湿、健筋骨的功效。主要用于治疗筋骨痿软，风寒湿痹，腰膝冷痛，下肢拘挛麻木等症。现代研究发现，其主要含有糖类、苷类、黄酮类、皂苷、酚类、香豆素、内酯类、有机酸等化学成分。

《中药大辞典》记载千年健："祛风湿，壮筋骨，止痛，消肿。治风湿痹病，肢节酸痛，筋骨萎软，胃痛，痈疽疮肿。"千年健药用历史悠久，现代药理待进一步系统研究。对于肢体无力，关节酸软的全身型重症肌无力患者，饶老喜用千年健配伍千斤拔，取其强筋骨、通经络之用。如《本草正义》所说："千年健，今恒用之于宣通经络，祛风逐痹，颇有应验。"再者，二者盛产于岭南地区，性虽温，但补而不燥。一般剂量在20～30g。

千斤拔

千斤拔为豆科植物千斤拔的干燥根。味甘、辛，性平，微温，归肺、肾、膀胱经。具有祛风除湿、强筋壮骨、活血解毒的功效。主要用于风湿骨痛，腰肌劳损，偏瘫，痈肿，带下等症。现代研究发现，其主要含有黄酮类、蒽醌类、挥发油类、香豆素类和甾醇类等化学成分。

据《南宁市药物志》记载："千斤拔，壮筋骨，去瘀积。治跌打损伤，风湿痹痛，四肢酸软无力，黄疸。"千斤拔盛产于岭南地区。饶老指出："对于肢体乏力，抬颈无力或腰脊酸软的重症肌无力患者，可补肾壮骨，强筋健力。且千斤拔味甘，性平，对于不耐峻补者尤宜之。一般剂量在20～30g。"

荷叶

荷叶是莲科莲属水生植物莲藕的干燥叶。味辛、苦、微咸，性凉，归肝、脾、胃、心经。具有清暑化湿、升发清阳、凉血止血等功效。主要用于暑热烦渴，水肿，食少腹胀，脱肛，便血等症。现代研究发现，其主要含有生物碱类、黄酮类、挥发油类、有机酸、荷叶多糖、脂肪酸、蛋白质和微量元素等化学成分。

《本草从新》说荷叶"升散消耗，虚者禁之"。但在《本草纲目》也记载其："生发元气，裨助脾胃。"荷叶入脾胃，具有清扬升散之性，能升发脾胃清阳之气，与理气药配伍，一升一降，可调畅脾胃气机；与益气健脾之药同用，更助其补脾之力。饶老也指出，荷叶味辛，性凉，升散消耗，在治疗重症肌无力患者时，其用量不宜过大，用于重症肌无力复方中，可调和诸药之性。剂量一般在10～12g。

陈皮

陈皮是芸香科植物橘及其栽培变种的干燥成熟果皮。味苦、辛，性温，归肺、脾经。具有理气健脾、燥湿化痰等功效。主要用于脾胃气滞所致的脘腹胀满，嗳气，恶心呕吐，或湿浊中阻所致的胸闷腹胀，纳呆倦怠，大便溏等症。现代研究发现，其主要含有橙皮苷、新橙皮苷、柠檬烯、辛弗林等黄酮类、挥发油类、生物碱类、微量元素等化学成分。

中医上常说："百年陈皮，千年人参。"饶老认为重症肌无力以虚为本，复方中常常使用多种大剂量的补药，而陈皮味辛，性温，气香，主入气分，理胸中之气，散胃中滞气，走而不守，以行气之功见长，可防止黄芪、党参、白术等药滋腻碍胃，还能醒脾和胃，促脾之运，使得补中寓通，相辅相成。

后天脾胃强健，则能健运、胜湿、升清，自然可以濡养五脏，使脉道气血充和，人体正气充足，自然可以抵御病邪侵袭。剂量一般在6～10g。

木香

木香为菊科植物木香的干燥根。味辛、苦，性温，归脾、胃、大肠、三焦、胆经。具有疏肝理气、行气止痛、健脾消食等功效。主要用于胸腹胀痛，呕吐，腹泻，痢疾，里急后重，食积不消等症。现代研究发现，其主要含有挥发油类、生物碱、树脂、菊糖等化学成分。

木香芳香气烈味厚,《本草纲目》曰："木香乃三焦气分之药，能升降诸气。"在《本草乘雅半偈》也谓其"入脾则夺土郁，入肝则达木郁"。木香与陈皮皆能调节气机，通畅滞气，祛痰化饮，还有利于阳气的生发，健脾运胃，同时避免补益药物过于腻滞，促进诸药的吸收，可替换使用。剂量一般在6～10g。

柴胡

柴胡为伞形科植物柴胡或狭叶柴胡的干燥根。味辛、苦，性微寒，归肝、胆、肺经。具有疏散退热、疏肝解郁、升举阳气等功效。主要用于外感表证，发热，少阳证，肝郁气滞证，气虚下陷，脏器脱垂等。现代研究发现，其主要含有挥发油、皂苷类、醇类、酚类及甾醇类、黄酮类、木脂素类以及香豆素类等化学成分。

《本草纲目》曰："升麻引阳明清气上行，柴胡引少阳清气上行，此乃禀赋虚弱，元气虚馁，及劳役饥饱，生冷内伤，脾胃引经最要药也。"柴胡与升麻皆能升举阳气，皆为升阳举陷之要药；饶老认为在补中益气汤中，柴胡、升麻配伍补气药，引少阳、阳明清气上行，升提下陷之气，在治疗以眼睑下垂为主症的眼肌型重症肌无力患者中，疗效是非常显著的。但同时也指出，二者为解表药，用量皆宜轻。剂量一般在10～15g。

升麻

升麻为毛茛科植物大三叶升麻、兴安升麻或升麻的干燥根茎。味辛、微甘，性微寒，归肺、脾、胃、大肠经。具有发表透疹、清热解毒、升举阳气的功效。主要用于风热头痛，齿痛，口疮，咽喉肿痛，麻疹不透，阳毒发斑，脱肛，子宫脱垂等症。现代研究发现，其主要含有苯丙素类、色原酮类、生物碱类、三萜及其皂苷类等化学成分。

李东垣曰：“脾胃不足之证，须用升麻柴胡苦平，味之薄者，阴中之阳，引脾胃中清气行于阳道，及诸经升发阳气，以滋春生之和也；又引黄芪人参甘草甘温之气味上行，充实腠理，使阳气得卫外而为固也。”在补中益气汤中，柴胡与升麻配伍形成药对，不仅增强了升阳举陷的作用，而且有研究表明，其升举阳气的作用对于方中君臣药黄芪、人参、白术等具有协同增效作用，是补中益气汤中的“要药”。剂量一般在10～15g。

当归

当归为伞形科植物当归的干燥根。味甘、辛，性温，归肝、心、脾经。具有补血活血、调经止痛、润肠通便的功效。主要用于血虚萎黄，眩晕心悸，月经不调、经闭痛经、虚寒腹痛，风湿痹痛，肠燥便秘等症。现代研究发现，其主要含有挥发油、多糖类、有机酸类、香豆素类、氨基酸、蔗糖、胆碱等化学成分。

《景岳全书》曰：“味甘辛，气温，气清味重，可升可降，阴中有阳，味甘而重，故专能补血；气清而辛，故能行血，补中有动，行中有补，诚血中之气药，亦血中之圣药也。”在治疗脾胃亏虚型或是气血两虚型的重症肌无力患者时，饶老常将其与黄芪、党参等补气药配伍，如“气为血帅，血为气母”之说，不仅能补气生血，益气摄血，且当归为血家气药，补血而不滞血，可益气活血，又无碍脾胃运化之虞，可使气血生成源源不竭。剂量一般在15～20g。

鸡血藤

鸡血藤为豆科植物密花豆的干燥藤茎。其味苦、甘，性温，归肝、肾经。具有活血补血、调经止痛、舒筋活络之功效。主要用于月经不调，风湿痹痛，麻木瘫痪，血虚萎黄等症。现代研究发现，其主要含有黄酮类、蒽醌类、三萜类、酚酸类、木脂素类、甾醇类及苷类等化学成分。

《本草纲目拾遗》记载：“鸡血藤可活血舒筋，能生血，和血，补血，破血，又能通七孔，走五脏，宣筋络。”鸡血藤为强壮性补血药，其味苦泄而甘缓，温而不烈，性质和缓，质润行散，集补和通于一身，补不滞邪，通不伤正。饶老将之配伍黄芪、当归等药治疗气血两虚型重症肌无力患者，以达补血养血、活络舒筋之功，常常取得令人满意的效果。用量宜大，剂量一般在30～50g。

鹿角片

鹿角片为鹿科动物梅花鹿或马鹿已骨化的老角切成的薄片。味咸，性温，归肝、肾两经。具有温肾阳、强筋骨、行血消肿的功效。主要用于肾虚腰脊冷痛，阳痿遗精，阴疽疮疡，瘀血作痛，虚劳内伤，尿频尿多等症。现代研究发现，其主要含有睾酮、孕酮、垂体泌乳素、雌二醇等激素，及胶质、碳酸钙、天冬氨酸等化学成分。

气虚严重或久病均会损伤阳气，阳虚是气虚进一步损伤脏腑功能的表现，故阳虚证常与气虚同存，而补阳的基础实则就是补气。在治疗脾胃亏虚型的重症肌无力患者时，饶老常常会使用补气药与补阳药的药对。鹿角片作为一种血肉有情之品，可温命门之火，善补人体元阳精血，配伍黄芪、党参等补气药，生少火之气，增强补气药之效，使益气以助阳，从而补足人体真气。如《黄帝内经》中所言："形不足者，温之以气。气谓真气，有少火之温，以生育形体。然此火不可使之热，热则壮，壮则反耗真气也。候其火之少壮，皆在两肾间。"但鹿角片性温，用量也不可过大，要用之有度，否则势必适得其反，弄巧成拙。剂量一般在15～20g。

菟丝子

菟丝子为旋花科植物南方菟丝子或菟丝子的干燥成熟种子。味甘、辛，性平，归肝、肾经。具有补阳益阴、固精缩尿、明目止泻、安胎的功效。主要用于腰膝酸软，阳痿，目暗不明，脾虚便溏或泄泻等症。现代研究发现，其主要含有效成分为黄酮类、多糖、木脂素、三萜酸类、皂苷类、淀粉等化学成分。

早在《神农本草经》就说菟丝子："主续绝伤，补不足，益气力，肥健。"在《景岳全书》概括其："补髓添精，助阳固泄，续绝伤，滋消渴，缩小便，止梦遗带浊余沥，暖腰膝寒疼，壮气力筋骨，明目开胃，进食肥肌，禁止鬼交，尤安梦寐。"菟丝子性平，益肾精，鼓肾气，可益阴通阳。饶老认为其虽偏补阳，但又温而不燥，润而不腻，肾阴或肾阳虚者都可加入，实为平补之良药。此外，菟丝子还可明目，因肝肾亏虚出现复视、斜视或视物模糊的重症肌无力患者宜之。剂量一般在20～30g。

巴戟天

巴戟天为双子叶植物茜草科巴戟天的干燥根。味辛、甘，性微温，归肾经。具有补肾助阳、祛风除湿、强筋骨的功效。主要用于阳痿遗精，宫冷不孕，月经不调，少腹冷痛，风湿痹痛，筋骨痿软等症。现代研究发现，其主要含有蒽醌类物质、环烯醚萜苷类化合物、糖类、氨基酸类以及生物碱等化学成分。

《本草经集注》曰巴戟天："主治大风邪气，阴痿不起，强筋骨，安五脏，补中，增志，益气。治头面游风，小腹及阴中相引痛，下气，补五劳，益精。"中医常说久病及肾，在治疗病程久的脾胃亏虚型重症肌无力患者时，饶老常用巴戟天配伍菟丝子，补助肾阳以增补气药之力，往往可收到事半功倍之效。且现在大量研究发现，巴戟天可促进皮质醇的分泌，改善体内激素水平。所以，在治疗服用激素的重症肌无力患者时，加入适量的巴戟天，可以辅助激素递减，进一步巩固病情，防止反复。剂量一般在12～20g。

沙苑子

沙苑子为豆科植物扁茎黄芪的干燥成熟种子。味甘，性温，归肝、肾经。具有补肾助阳，固精缩尿，养肝明目的功效。主要用于治疗肾虚腰痛，遗精早泄，遗尿尿频，白浊带下，眩晕，目暗昏花等症。现代研究发现，其主要含有黄酮类、三萜皂苷类、脂肪酸、氨基酸、挥发油、甾醇类等化学成分。

《本草从新》记载沙苑子："补肾，强阴，益精，明目。"饶老在治疗重症肌无力时，在注重益气健脾的同时，还兼顾补肝肾。沙苑子性温，但作用温和，同时兼顾补肝益肾，可平衡肝肾之阴阳，是一味补益良药。对于脾胃亏虚兼有肝肾不足症状的重症肌无力患者，饶老常常用之于复方中，且用量不一，剂量一般在12～30g，甚者加至50g。

女贞子

女贞子为木犀科植物女贞的干燥成熟果实。其味甘、苦，性凉，归肝、肾经。具有补益肝肾、清热明目的功效。用于治疗肝肾阴虚，眩晕耳鸣，腰膝酸软，须发早白，目暗不明，内热消渴，骨蒸潮热等症。现代研究发现，其主要含有三萜类、环烯醚萜苷、苯乙醇苷、黄酮、多糖类及挥发油、氨基酸、微量元素等化学成分。

《雷公炮制药性解》记载女贞子："主安五脏，养精神，补阴分，益中气，黑须发，强筋力，去风湿，除百病，久服可延年。"女贞子与墨旱莲配伍即为二至丸。女贞子性凉，补中有清，可滋肾阴，益精血；墨旱莲性寒，既能滋补肝肾之阴，又可凉血止血。二药配合，滋阴补肾又不滋腻，可平调阴阳。在治疗气虚兼有肝肾阴虚或阴虚有热的重症肌无力患者时，饶老常在使用大剂量补气药的基础上，应用二至丸合知柏地黄汤加减，滋补肝肾，又清除虚热，避免了全方过于温燥，还能大大增强补气的功效。剂量一般在12～15g。

墨旱莲

墨旱莲为菊科植物鳢肠的全草。味甘、酸，性寒，归肾、肝经。具有滋阴益肾、凉血止血的功效。主要用于肝肾阴虚之牙齿松动，须发早白，眩晕耳鸣，腰膝酸软，阴虚血热吐血，衄血等症。现代研究发现，其主要含有三萜类、黄酮类、噻吩类、香豆素类、脂类、甾醇及挥发油等化学成分。

以墨旱莲为主的二至丸滋补肝肾之阴又强壮筋骨，且补而不腻，为平补佳品。对于长期服用激素或是在激素递减过程中，因其亢奋、烘热等副作用而损伤阴液，致阴虚阳亢，对于此类患者，饶老常予以二至丸等滋阴清热之品制之，并加入适量巴戟天、菟丝子等补阳药，从而达到"善补阴者，必于阳中求阴，则阴得阳而泉源不竭"。剂量一般在12～20g。

桑椹

桑椹为桑科植物桑的干燥果穗。味甘，性寒，入心、肝、肾经。具有滋阴补血、生津、润肠的作用。主要用于阴亏血虚，目暗耳鸣，失眠，须发早白，津液不足，血虚便秘等症。现代研究发现，其主要含有多种挥发油成分，蛋白质，总糖，维生素，氨基酸，多种微量元素和矿物质等化学成分。

《随息居饮食谱》记载桑椹："滋肝肾，充血液，祛风湿，健步履，息虚风，清虚火。"桑椹既能补益肝肾，滋阴凉血，补血润燥，还可以明目，缓解眼睛疲劳。饶老认为对于表现为肝肾阴虚症状或是因久病伤阴、血虚肠燥致便秘的重症肌无力患者，复方中应加桑椹用之。剂量一般在12～30g。

龟甲

龟甲是龟科动物的腹甲。味甘、咸，性微寒，归肝、肾、心经。具有滋阴潜阳、益肾健骨、养血补心的功效。主要用于阴虚潮热，骨蒸盗汗，血虚萎黄，腰脚痿弱，筋骨不健等症。现代研究发现，其主要含有各种胶质、角蛋白、氨基酸、甾体化合物以及各种微量元素等化学成分。

《本草图解》曰："龟板咸平，肾经药也。禀北方阴之气而生，大有补水制火之功。"《本草纲目》又言："补心，补肾，补血，皆以养阴也……观龟板所主诸病，皆属阴虚血弱。"龟甲为血肉有情之品，尤善滋肝肾之阴，可滋养阴血，益髓壮骨，对于肝肾阴虚，关节酸软，肢体乏力的重症肌无力患者宜用之。饶老指出，龟甲性微寒，善补水制火，可平和补益药的甘温燥性，使整个复方药性更为缓和，且阴虚火旺，不耐温补的患者益之。剂量一般在15～30g。

砂仁

砂仁是姜科豆蔻属多年生草本植物的干燥成熟果实。味辛，性温，归脾、胃、肾经。具有化湿开胃、温脾止泻和理气安胎的功效。主要用于湿浊中阻，脘痞不饥，脾胃虚寒，呕吐泄泻，妊娠恶阻，胎动不安等症。现代研究发现，其主要含有乙酸龙脑酯、樟脑、柠檬烯、龙脑及多糖、黄酮类、有机酸、酚类物质、无机化合物等化学成分。

砂仁芳香化湿，常作为"醒脾调胃要药"为医者所乐用。江西地处南方，湿气重，各证型重症肌无力患者常常夹有痰湿，饶老在治疗时，会佐加少量砂仁，一则化湿醒脾，二则使整个复方补而不腻，守而不滞。如《本草纲目》所言："盖地黄性泥，得砂仁之香而窜，合和五脏冲和之气，归宿丹田故也。"此外，《本草正义》中称砂仁"尤以专治肝肾为特长"。《本草通玄》亦指出："佐以砂仁，沉香二味，皆纳气归肾。"所以，饶老对于肝肾亏虚尤以元阳外浮为主的重症肌无力的患者，常与益气、助阳药合用之，纳气归肾，真阳得以温煦，阴邪不升，气血自源源不竭。剂量一般在6～12g。

车前子

车前子是车钱科植物车前或平车前的干燥成熟种子。味甘，性寒，入肾、肝、肺、膀胱经。车前子具有利水通淋、渗湿止泻、清肝明目，清热化痰等功效。主要用于暑湿泄泻，痰热咳嗽，目赤肿痛以及水肿胀满等症。现代研究发现，其主要含有黄酮类化合物、三萜类化合物、挥发油、多糖类、生物碱、蛋白质、氨基酸、各种脂肪酸、微量元素等化学成分。

《灵枢·经筋》曰："急者目不合，热则筋驰纵，目不开。"《太平圣惠方》中也记载："夫肝胆之中，久积风热，邪毒之气，上蒸于睑，遂令上睑自然垂下，盖合不开。"车前子可清肝明目，并使热邪从小便而出，对于肝肾阴虚之眼睑下垂，视物重影，模糊的重症肌无力患者，饶老也常予之。有研究表明车前子能防护眼睛晶状体的氧化损伤，改善视物模糊，起明目的功效，虽然是基于白内障的研究，但在重症肌无力患者的应用中，也起到了较好的治疗效果。剂量一般在10~15g。

全蝎

全蝎为钳蝎科动物东亚钳蝎的干燥体。味辛，性平，有毒，归肝经。具有息风镇痉、攻毒散结、通络止痛之功效。主要用于治疗痉挛抽搐，小儿惊风，疮疡肿毒，风湿痹痛等症。其主要含有蛋白质、磷脂、多糖、核苷类、多胺类、蝎毒、甜菜碱、三甲胺、牛磺酸、卵磷脂等化学成分。

《诸病源候论》中记载："目，是腑脏血气之精华……若血气虚，则肤腠开而受风，风客睑肤之间，所以其皮缓纵，垂覆于目，则不能开。"在治疗脾胃亏虚的眼肌型重症肌无力患者时，饶老在大剂量益气健脾的同时，会经验性地运用小剂量虫类药。此外，对于病程长，治疗效果欠佳的重症肌无力患者，饶老也喜用之，如叶天士所说"初病在轻，久病入络""顽疾必兼痰与瘀"。虫类药走窜剔透，以祛风为主，能够直达脏腑，平息内风，又能疏经通络，祛除外风。久病络痹深重者，一般药物常不能直达病所，而虫类药物灵动迅速，擅入络脉，能剔络中瘀浊，直达病所，这样经络通畅，则病自愈。无论内风、外风，全蝎均可祛除，其搜风逐邪通络之力大，可直中病机。同时，其还是一味引经药，可引诸风药到达病所，增强祛风通络的功效；虽有小毒，攻窜力又大，但也具有扶正固本作用，故运用恰当，还能起到攻补兼施的效果。剂量一般在6~10g。

僵蚕

僵蚕是蚕蛾科昆虫家蚕4~5龄的幼虫感染或人工接种白僵菌而致死的干

燥体。味咸、辛，性平，归肝、肺、胃经。具有息风止痉、祛风止痛、化痰散结的功效。主要用于肝风夹痰，惊痫抽搐，风热头痛，目赤咽痛，风疹瘙痒，瘰疬等症。现代研究发现，其主要含有蛋白质、酶类、草酸铵、脂肪、有机酸、毒素、色素、挥发油、维生素、微量元素等化学成分。

《本草求真》言："僵蚕……能治丹毒瘙痒，亦是风与热炽，得此辛平之味，拔邪外出。"僵蚕味辛、咸，归肺、肝经，能升发阳气，宣通卫气，调畅气机，而性宣散，善行，又可疏风通络止痉，让邪气从腠理散出，这样卫表得以固护，气机升降得以有序，经络得以畅通，故而气血周流不滞。饶老治疗重症肌无力的患者时，也喜用白僵蚕。与益气健脾药相配伍，可使脾运得健，清阳得升，阻断本病发病诱因，帮助脏腑功能的恢复，同时还能祛除外邪，从根本松透病所，这样邪气就无处可藏。剂量一般在10~20g。

蝉蜕

蝉蜕为蝉科昆虫黑蚱羽化后脱落的蜕壳。味甘，性寒，归肺、肝经。具有疏散风热、利咽透疹、明目退翳、解痉的功效。主要用于治疗风热感冒，咽痛音哑，目赤翳障，风疹瘙痒，麻疹不透，惊风抽搐和破伤风等症。其主要含有甲壳质、蛋白质、氨基酸及多种微量元素等化学成分。

《本草纲目》言蝉"主疗皆一切风热证，古人用身，后人用蜕。大抵治脏腑经络，当用蝉蜕"。蝉蜕为土木余气所化，性寒气轻，属阳中之阴，入肝经，善于升浮宣透，能宣散在上之风热毒邪，也能将潜伏在内的风邪剔逐于外，故可疏散风热，通经活络，起退目翳之效。且蝉蜕升而不烈，无助热化燥，损伤阴液之弊，病之新久皆可。饶老常取蝉蜕轻灵宣透之功，治疗重症肌无力所受风邪者。并指出虫类药善攻伐走窜，药性峻猛深入，虽药效显著，但或有毒性，用之不当则易损伤气血，且虫类药属异体蛋白，有时会引起过敏症状，故此类药要注意配伍、剂量、疗程等问题，应更加谨慎使用。剂量一般在6~8g。

|第三章| 针灸治疗重症肌无力

中医针灸疗法历史悠久，在很多疑难杂症的治疗中有奇效，而其在重症肌无力的治疗中也得到较广泛的应用。早在《素问·痿论》中就提出"治痿独取阳明""各补其荥而通其俞，调其虚实，和其顺逆"的治疗原则。从近现代文献研究也发现，针灸治疗重症肌无力在改善症状、延缓病程、改善病人生活质量、减少西药用量及其副作用、增强体质、提高抗病能力等方面都有积极的疗效。特别是对于一些经中药反复治疗，均不见明显疗效的重症肌无力患者而言，针灸不失为一种有效的治疗手段。

一、治疗原则

根据对重症肌无力病因病机的分析，治疗原则以补益为主，一般遵循"治痿独取阳明"的治疗原则，但临证各异，仍须审证求因，辨证论治。

二、治法

循经取穴，以阳明经为主，配合局部取穴。手法用补泻兼施，以补法为主或平补平泻。功效为：平调阴阳，补益脾肾，养血荣筋。

三、取穴

（一）眼肌型

主要表现为眼外肌无力、上眼睑提肌受累、眼睑下垂、复视、斜视或眼球固定等临床表现。

主穴：太阳、印堂、阳白、攒竹、丝竹空、百会、合谷、睛明、四白、光明。

配穴：若伴有心悸，气短，失眠，取神门、内关、三阴交；若胸脘满闷，痰多，食欲欠佳者取中脘、丰隆、脾俞；若头晕，目眩，腰酸，膝软者取太溪、太冲；若心气虚心悸者加内关、大陵；若脾虚纳呆，痰多者加中脘、丰隆、天突；脾肾阳虚者加肾俞、阴陵泉；肝肾阴虚致头昏目眩者加大椎、百劳；脾胃虚弱加太白、中脘以补益脾胃；肺热津伤加鱼际、尺泽以宣肺清热；肝肾亏虚加肝俞、太溪以滋养肝肾；湿热浸淫加阴陵泉、内庭以健脾除湿，选用天突、丰隆、悬钟等以化湿蠲浊，强筋活络，提高疗效。

方义：太阳、阳白、攒竹、丝竹空、四白、睛明等穴，均为局部取穴，能疏通眼部经络，疏散外邪，从而濡养睑部筋脉肌肉，改善局部微循环，刺激其眶上神经，恢复肌肉的收缩功能。百会、印堂居于人身之高处，故能开提升阳，取之以益气升阳。光明为治疗眼疾的经验取穴，《四总穴歌》所提“面口合谷收”，取合谷穴可增诸穴之功效。

（二）全身型

主要表现为眼外肌、延髓肌、表情肌、颈肌和四肢肌均无力。

主穴：曲池、手三里、尺泽、环跳、委中、大椎、百会、中脘、关元、足三里、三阴交。

配穴：眼肌受累，眼睑下垂，复视者，可参考眼肌型，选取3～4穴；若吞咽困难者，取哑门、廉泉、列缺、照海；若咀嚼无力，取颊车、下关、地仓；若四肢无力，取肩髃、肩髎、合谷、太冲、阳陵泉、身柱、命门；若呼吸困难，取天突、气海；若颈部无力，取身柱、风池、颈夹脊。

方义：阳明经多气多血，选上下肢阳明经穴位，取“治痿独取阳明”之意，再搭配上肢尺泽，下肢环跳、委中，共奏四肢气血，疏通经络。大椎、百会为督脉之穴，加之任脉中脘、关元，一阴一阳，阴阳贯通，三阴交为足三阴之会，可健脾益肾，濡养经脉。

（三）延髓型

主要表现为咀嚼、吞咽困难，构音不清，说话多鼻音，连续说话后声音越来越轻，此型患者感染后常可加重症状，极易发生呼吸困难而危及生命。

主穴：廉泉、天突、肺俞、三阴交、内关、地仓、颊车、照海、列缺、太渊。

配穴：如出现其他兼症，可参考以上证型取穴，对于这种极易引起呼吸困难，甚至突然窒息的危重病情，应先以西医稳定生命体征治疗为主，待病情稳定后再予以中西医综合治疗。

方义：廉泉、天突为局部取穴，可疏导气血，通利舌窍；内关为心包络穴，可调理心神；三阴交之足三阴经交汇之所，一穴定三经，养肝肾，补精血，是调治肝、脾、肾经要穴；地仓、颊车为局部取穴，可疏调面部经筋，活血通络；肺俞为肺之俞穴，加之络穴列缺，原穴太渊，三穴共调肺脏，充肺气；照海为肾之腧穴，通于阴跷脉，交通一身阴阳，调节肢体功能。

四、艾灸

艾叶，气味芳香，具有温经通络，行气活血的作用。早在《灵枢》中就提到“针所不为，灸之所宜”“其治以针艾”，而在我们临床中也深有体会，针刺配合艾灸的治疗，效果远远不止于一加一等于二。在施针的一些敏感腧穴上，施之以艾灸，艾条燃烧时皮肤灼热感很强，这种热感从局部透热，扩热，再到整体传热，直至气至病所，从而以达到促进血管扩张，血流加速，改善局部血液循环，加速穴区组织液和淋巴循环，促进新陈代谢，强壮元阳，温通经脉，调和气血的作用。总之，针灸治疗重症肌无力具有一定的优势，疗效也受肯定，再配之以中药，取得了令人满意的效果，具有很大的发展潜力和空间。

|第四章|
饶旺福治疗重症肌无力典型验案

注：因涉及患者个人隐私等问题，有些照片难以采集，以下治疗前后的对比照片是经过患者本人同意并打码后展示的，真实有效，绝无弄虚作假。

一、成人眼肌型

案例1

帅某，男，54岁，因“双眼睑下垂伴复视2月余”于2017年11月29日初诊。

自诉起病时双眼睑下垂，伴有复视，晨轻暮重，遂于饶老门诊就诊，予甲硫酸新斯的明注射液试验、疲劳试验均为阳性，诊断为重症肌无力（眼肌型）。刻诊：双眼睑轻度下垂，复视伴视物模糊，眼球活动自如，易疲劳，头昏沉，形体偏瘦，面色偏黄，纳食可，二便正常，夜寐安，舌质淡红，苔润，脉沉细。以纯中医辨证处之，证属脾胃亏虚，治宜健脾益气，方拟补中益气汤加减。

处方：党参30g，黄芪80g，柴胡10g，升麻10g，陈皮5g，白术30g，茯苓15g，千年健20g，千斤拔20g，炙甘草10g，炒菟丝子20g。每日1剂，水煎2次，分2次温服，14剂。

2017年12月13日二诊：患者诉诸症较前改善，头昏明显缓解，一般情况正常。舌脉不变。该患者疗效初显，药证对应，黄芪用量增至100g，守方同时方中加入鸡血藤50g，白术加至40g，10剂。

2017年12月23日三诊：患者双眼睑下垂明显改善，无复视，上午偶有视物模糊，无头晕，胸闷，但食后稍腹胀，二便正常，舌质淡红，苔偏黄腻，脉沉细。至此，药效理想。因证未变，故守方加入木香12g，桔梗10g，炒枳实10g，再进15剂。

2018年1月7日四诊：患者左眼睑完全正常，右眼睑稍下垂，偶有视物模糊，胸闷，一般情况可，舌质红，苔薄白，脉沉细。患者右上睑下垂之症未完全改善，为取速效，遂将黄芪量加至120g，守上方去陈皮，加巴戟天12g，鹿角片20g，再进20剂。

2018年1月28日五诊：患者现双眼睑下垂完全消失也无复视，诸症皆除，舌质红，苔薄白，脉沉细偏数。为巩固疗效，守方黄芪量至150g，加入仙茅20g，再进40剂。

2018年3月10日六诊：患者诉视物已正常，仅劳累后偶有眼胀，其他完全恢复如初。为巩固其疗效，嘱患者再坚持中医药治疗6个月，后随访至今，未见复发。

案例2

吁某，男，26岁，已婚。因“右眼睑下垂伴复视半月余”于2017年9月7日初诊。患者自诉于8月25日无明显诱因出现右眼睑下垂，复视伴视物模糊，遂前往江西省某西医院诊治，新斯的明试验、疲劳试验均为阳性，诊断为重症肌无力（眼肌型）。患者诉口服溴吡斯的明片效果不佳，遂前来就诊。刻诊：右眼睑下垂，复视伴视物模糊，晨轻暮重明显，精神尚可，形体一般，纳食可，二便正常，夜寐安。舌质红，苔薄白，双侧尺脉实，关脉弦细。患者病程短，且仅限于眼肌无力，未发展至延髓肌型等危候，应以纯中医辨证处之，证属脾胃亏虚，治宜益气健脾，升阳举陷，方拟补中益气汤合四君子汤化裁治之。

处方：党参30g，黄芪50g，柴胡10g，升麻10g，陈皮6g，荷叶10g，白术40g，茯苓15g，千年健20g，千斤拔20g，炙甘草10g，鸡血藤50g，炒蒺藜12g，盐关黄柏6g。每日1剂，水煎2次，分2次温服，7剂。

2017年9月14日二诊：患者自诉右眼睑下垂症状较前稍有改善，下午改善较为明显，余症皆存。舌质红，少苔，脉弦细。患者症状虽无明显改善，但亦无发展之势，即说明药证相符。此时，气虚仍甚，但阴虚已显，理应益气养阴，故守方合二至丸，将方中黄芪用量加至100g，去关黄柏、炒蒺藜、陈皮，并加入木香6g，山药20g，百合30g，粉葛30g，进30剂。

2017年10月15日三诊：患者右眼睑下垂较前明显改善，无明显复视，偶有视物模糊。舌质红，少苔，脉细。至此，药效理想，为求彻底治愈，乃守上方，黄芪量加至150g，并加桑椹子20g，再进14剂。

2017年10月29日四诊：患者右眼睑下垂恢复如初，仅劳累后偶有视物模糊，余症状皆除，为巩固疗效，仍守原方黄芪用量减至100g，以轻剂再治疗3个月，后随访至今，已然正常生活。

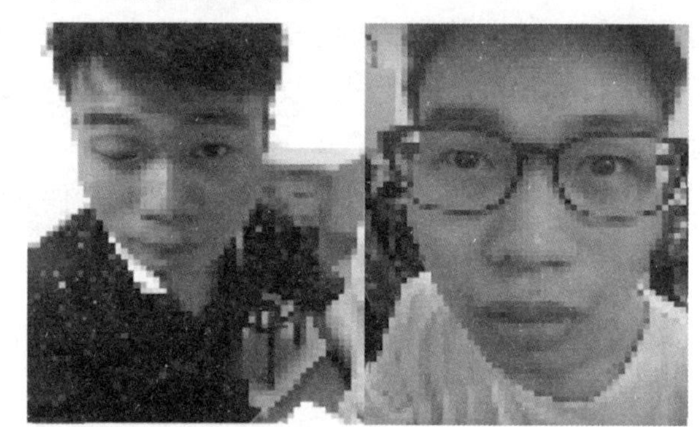

（左图为2017年9月7日初诊，右图为2017年10月15日治疗后）

案例3

虞某，女，33岁，已婚。因“左眼睑下垂2个月”于2017年12月4日初诊。患者诉2月前无明显诱因下出现左眼睑下垂，于某省级西医院确诊为重症肌无力（单纯眼肌型），现口服溴吡斯的明每日3次，一次1片。在网上查询得知饶旺福主任，遂前来门诊就诊。刻下症见：左眼睑下垂，伴视物重影，双眼球活动度差，易疲惫，饮食一般，睡眠差，夜梦多，二便平。舌质红，少苔，脉细。考虑其属单纯眼肌型，遂予以纯中医辨证治之。证属气阴两虚，治宜益气养阴，方拟补中益气汤加减。

处方：党参30g，黄芪50g，柴胡10g，升麻10g，白术40g，千年健20g，千斤拔20g，炙甘草10g，山药30g，生地黄15g，黄柏6g，仙鹤草20g，知母12g。每日1剂，水煎2次，分2次温服，15剂。

2017年12月18日二诊：患者左眼睑下垂较前明显好转，视物重影，眼球活动较前改善，舌脉同前，考虑患者疗效显著，病情稳定，已停西药溴吡斯的明，中药守方同时黄芪量加至100g，加当归15g，白芍15g，再进30剂。

2018年1月18日三诊：患者因近日受凉感冒后，左眼睑下垂，但视物重影，眼球活动度仍较前改善，余症皆无，舌脉不变，嘱患者注意防寒保暖。患者虽病情反复，但临床症状仍趋于好转，亦无发展之势，说明药证相符，故守方临证加减，黄芪量加至120g，进35剂。

2018年2月23日四诊：患者左眼睑已无明显下垂，眼球活动可，无复视，偶有视物模糊，舌脉同前。至此，疗效显著，病之将愈，守方化裁，再进30剂。

后患者未再来门诊诊疗，微信回访，患者爱人诉已于同年5月份停药，现无眼睑下垂，复视，视物模糊，仅劳累后自觉左眼稍感乏力，至今亦一直未见复发，现已正常工作、生活。

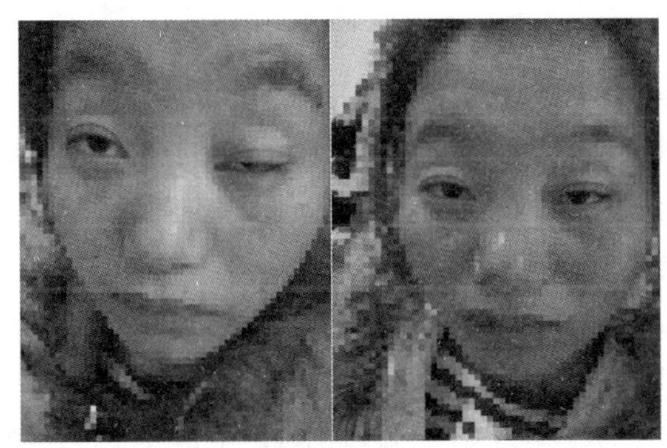

（左图为2017年12月4日初诊，右图为2018年2月23日治疗后）

案例4

舒某，女，19岁，未婚。因“右眼睑下垂伴复视3个月”于2018年8月20日初诊。患者诉3月前无明显诱因下出现右眼睑下垂伴复视，于江西省某西医院确诊为重症肌无力（单纯眼肌型）。因患者年龄尚轻，其父母畏惧西药副作用，遂前来饶老门诊就诊，现未服用任何西药。刻下症见：右眼睑下垂，外展，下斜活动差，伴复视，右眼斜视，面色偏黄，形体适中，平素喜热饮，易出汗，月经周期正常，量适中，有血块，舌质淡红，苔薄白，脉沉细。其证属脾胃亏虚，治宜健脾益气。方拟补中益气汤加减治之。

处方：党参30g，黄芪80g，柴胡10g，升麻20g，陈皮10g，荷叶10g，生地黄15g，茯苓15g，千年健20g，千斤拔20g，炙甘草10g，菟丝子20g，山药30g，知母12g。每日1剂，水煎2次，分2次温服，7剂。

2018年8月27日二诊：患者症状无明显改善，服药后亦未觉不适，自觉精神佳，无明显乏力感，舌质淡红，少苔，脉沉细。重症肌无力病程长，治疗常以月计算，告知患者病情，嘱其树立信心。黄芪用量加至100g，予补中益气汤合二至丸加减，再进15剂。

2018年9月10日三诊：患者右眼睑下垂较前明显好转，仍有复视，斜视，右眼外展，下斜活动差，咽痛，偶有腹痛。舌质红，苔黄腻，脉沉细。此时，阴虚内热已显，为防久服上方补气太过伤阴，理应在补气的同时，再予以滋阴清热之品，以调和药性，使得整个用方阴阳不至过极，故方拟补中益气汤化裁。

处方：玄参15g，黄芪100g，柴胡10g，升麻20g，木香8g，荷叶10g，生地黄15g，蒺藜15g，千年健20g，千斤拔20g，炙甘草10g，淡竹叶6g，山药20g，知母12g，墨旱莲15g，黄芩10g。30剂。

2018年10月10日四诊：患者已无明显右眼睑下垂，无明显斜视，复视较前好转，右眼活动较前明显改善，咽痛，舌脉不变。至此，疗效显著，守方化裁，再进40剂。

2018年11月19日五诊：患者现右眼睑完全正常，偶有复视，眼球灵活，无明显咽痛，一般情况正常，舌质红，舌根苔白腻，脉沉细。为巩固成效，以轻剂（黄芪50g，太子参20g，知母10g，生地黄15g，墨旱莲15g，黄精20g，粉葛30g，淫羊藿15g，砂仁6g，木贼20g，薏苡仁30g，全蝎3g，桔梗6g）化裁间断治疗3个月。

2019年2月20日六诊：患者诉现已无任何完全重症肌无力症状，右眼完全恢复如初，一般情况正常。舌质淡红，舌根苔略白腻，脉沉细。在前方基础上简单加减，进30剂。为巩固病情，嘱患者再服用中药3个月。随访至今，未复发。

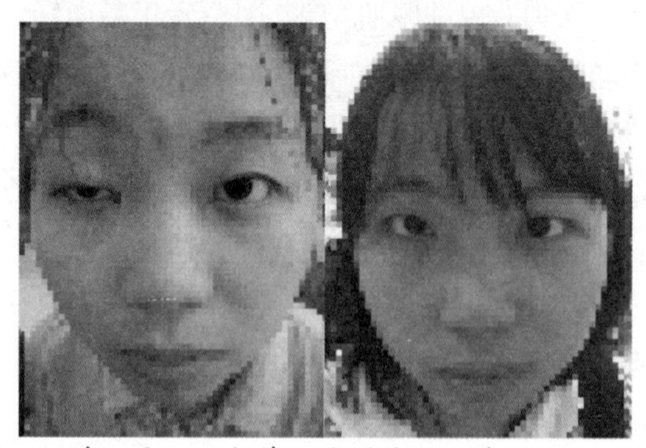

（左图为2018年8月20日初诊，右图为2018年10月10日治疗后）

二、儿童眼肌型

案例1

曾某，女，14岁，学生。因“右眼睑下垂伴复视1年余”于2018年2月28日初诊。患者家属诉患者于2016年10月无明显诱因下出现右眼睑下垂，伴有复视，遂于江西省某西医院就诊，新斯的明试验阳性，胸腺CT正常，确诊为重症肌无力（眼肌型）。口服溴吡斯的明早晚各1片，中午半片。因患者服药期间症状仍一直未见明显改善，其主治医生建议予激素治疗，家属因惧激素药毒反应，拒绝该治疗方案，其主治医生遂建议其前往饶旺福主任门诊治疗。症见：右眼睑下垂伴复视，右眼球活动差，精神一般，纳食一般，二便正常，夜寐安，舌质淡红，苔薄黄，脉细。考虑该患儿病程较长，嘱其先维持目前溴吡斯的明用量，予中西医结合治疗。中医辨证属脾胃亏虚，治宜益气健脾，方拟补中益气汤加减。

处方：党参30g，黄芪50g，柴胡10g，升麻10g，陈皮6g，荷叶6g，白术20g，茯苓15g，千年健10g，千斤拔10g，炙甘草10g，炒菟丝子15g，鹿角片15g。每日1剂，水煎2次，分2次温服，14剂。

2018年3月14日二诊：患儿右眼睑下垂较前稍改善，无明显复视，眼球运动较前灵活，精神可，一般情况正常。舌质淡红，苔白腻，脉沉细。患者病程较长，但病情一直未再进展，目前疗效初见，方证对应，嘱其将溴吡斯的明片减量至每次1/2片，每日3次。守方再进14剂。

2018年3月28日三诊：患儿右眼睑下垂明显减轻，眼球活动度亦进一步好转，无复视，舌质红，苔薄白，脉沉细。症状明显好转，疗效神勇，守法以图根治，仍守上方，将黄芪用量加至60g，去菟丝子、鹿角片，加生地黄12g，蒲公英15g，再进15剂。溴吡斯的明用量不变。

2018年4月12日三诊：患儿现右眼睑下垂几近正常，眼球活动可，无复视，一般情况可，舌质红，少苔，脉沉细。观其舌象，阴虚已显，考虑气虚贯穿该病始终，治疗仍应以益气养阴为法，故守上方加二至丸化裁，30剂。嘱患者停服溴吡斯的明。

2018年5月12日四诊：患儿右眼睑已恢复如初，余症皆除，舌脉不变。

为巩固疗效，乘胜追击，黄芪用量加至80g，守上方加入炒菟丝子20g，如张介宾所言："善补阴者，必于阳中求阴，则阴得阳生而泉源不竭。"再进40剂。

2018年6月22日五诊：患儿双眼睑对称，眼球灵活，已如常人无异，疲劳试验阴性，至此大功告成。考虑患者病程较长，为防其反复，嘱其再坚持服用中药半年。守方30剂。此后一直门诊复诊，随访至今，未见复发。

案例2

金某，男，4岁。因"双眼睑下垂伴复视1周"于2018年1月18日初诊。患儿家属诉患儿于1周前着凉感冒，后出现双眼睑下垂，遂于江西省某儿童医院就诊，新斯的明试验呈阳性，诊断为重症肌无力（眼肌型）。因家属畏惧激素药毒副作用，遂前往饶老门诊诊治。刻诊：双眼睑下垂，伴有复视，眼球外展受限，鼻塞流清涕，但无咳嗽，精神稍差，纳食一般，小便正常，大便偏稀，夜寐安，舌质淡红，少苔，脉细。此患者起病急骤，属单纯眼肌型，未有进一步发展之势，应急以纯中医辨证处之。其证属中医气阴两虚，风寒袭表，治以益气养阴兼以散寒解表，扶正祛邪，方拟补中益气汤加减。

处方：党参10g，黄芪15g，柴胡6g，升麻5g，麻黄3g，荷叶3g，白术10g，千年健8g，千斤拔8g，鸡血藤10g，炙甘草8g，山药10g，白芍8g，制黄精8g。每日1剂，水煎2次，分2次温服，7剂。

2018年1月25日二诊：患儿感冒症状好转，现无鼻塞流涕，精神可，余症不变，一般情况正常。舌质红，少苔，脉细。患儿症状虽未有明显改善，但表已除，应转入单纯扶正治本以进一步治疗。遂将黄芪用量加至20g，去麻黄加生地黄8g，粉葛10g，木香4g，守方进14剂。

2018年2月8日三诊：患儿双眼睑下垂稍改善，余症同前，精神佳，小便正常，大便干，2～3天一次。舌脉不变。患儿疗效渐显，药证相符，故守上方再进14剂。

2018年3月22日四诊：患儿双眼睑下垂较前改善，眼球外展受限已除，但稍欠灵活，偶伴有复视，精神可，二便平。舌质淡红，苔薄白，脉沉细。此患者病证未变，不应改弦易辙，但恐病久损及肝肾，加入巴戟天8g，沙苑子8g，将黄芪用量加至30g，守方进21剂。

2018年4月12日五诊：患儿现双眼睑基本正常，眼球活动尚可，无复视，一般情况可，舌脉不变。患者症状明显改善，疗效显著，病之将愈，顺利之治。守方化裁，再进30剂。

2018年5月12日六诊：患儿双眼睑完全正常，无复视，眼球灵活，舌脉不变。为进一步巩固疗效，黄芪用量加至40g，守法化裁，30剂。嘱患者再坚持服中药3个月以巩固治疗，此后一直门诊复诊，随访至今，未再复发。

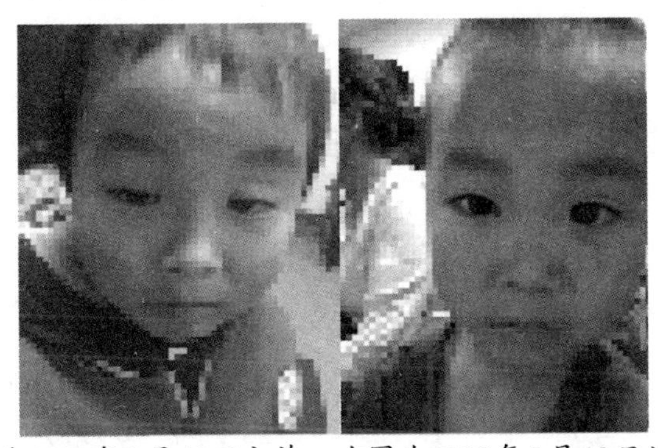

（左图为2018年1月18日初诊，右图为2018年5月12日治疗后）

案例3

甘某，男，8岁。因“右眼睑下垂4年，再发3月余”于2018年3月12日初诊。患者家属诉患儿4年前无明显诱因出现右眼睑下垂，晨轻暮重，曾于江西省某儿童医院诊疗，新斯的明试验阳性，胸腺CT正常。诊断为重症肌无力（眼肌型）。期间多次予大剂量激素冲击治疗，治疗后症状完全改善，但停激素后，仍多次复发。3个月前，患者症状复发，其父母遂将其送于该医院治疗，口服溴吡斯的明片无效，遂予醋酸泼尼松片每日4片。家属为寻求中西医结合治疗，前往饶老门诊诊治。就诊症见：右眼睑下垂，右眼球活动差，伴复视，晨轻暮重，易疲倦。舌质淡，苔薄白，脉沉细。其证属脾胃亏虚，治宜益气健脾，升阳举陷，予以补中益气汤加减。

处方：党参15g，黄芪30g，柴胡10g，升麻10g，陈皮5g，白术20g，炙甘草10g，荷叶5g，茯苓10g，千年健8g，千斤拔8g，鹿角片8g，菟丝子20g。每日1剂，水煎2次，分2次温服，7剂。

2018年3月19日二诊：患者家属代诉说患儿复视较前稍改善，余症不变，舌质偏红，少苔，脉沉细。从舌象看，患儿阴虚已显，故在益气同时，还应辅以滋阴。去菟丝子、鹿角片，加生地黄10g，女贞子12g等滋阴药物，改善糖皮质激素引起的亢奋、烘热的副作用，同时中和整个处方的药性。黄芪用量加至40g，守方，30剂。

2018年4月18日三诊：患者家属诉患儿现醋酸泼尼松片加至每天8片，仍眼睑下垂，几乎无效，而患者已出现满月脸，考虑其年龄尚小，且病程长，病情亦未见加重，激素副作用大，遂建议家属以后每周递减一片醋酸泼尼松片，同时加大黄芪用量至60g，守方化裁，14剂。

2018年5月2日四诊：患者症状无明显好转，体重较前仍在增加，满月脸、水牛背，整个人呈肥胖状态，体重增加三十余斤。舌质淡红，舌根苔略白腻，脉沉细。告知家属患儿服用了大量激素，服激素期间中药疗效慢，待激素递减完，中药的作用才会逐渐显现，嘱患者家属坚定信念，树立信心。守方化裁，14剂。醋酸泼尼松片每日6片。激素继续每周减一片。

2018年8月27日五诊：患者家属诉患儿于同年6月份已完全停止服用激素，因家庭因素，不能按时复诊，故按照上方在外自行开药三月余，现患者右眼睑无明显下垂，无复视，眼球活动灵活，且已正常一月，病情亦未见反复，体重较前明显减轻，无明显满月脸，头部汗出明显，偶有腹胀，大便溏，小便正常。舌脉不变。至此，疗效很好，病之将愈，为进一步巩固患者疗效，将黄芪用量加至100g，守方化裁，30剂。

2019年1月28日六诊：患者家属诉患儿期间一直在服用上方，现已无任何重症肌无力症状，完全治愈。舌质淡红，少苔，脉细有力。守方化裁30剂。随访至今，未见复发。

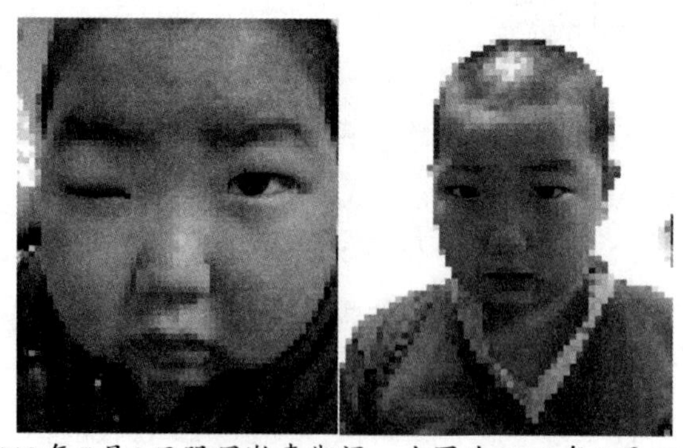

（左图为2018年5月2日服用激素期间，右图为2018年8月27日治疗后）

案例4

黄某，男，6岁。患者因“右眼睑下垂1月”，经友人介绍于2018年4月19日初诊。患者家属诉患儿1月前无明显诱因出现右眼睑下垂，于江西省某西医院确诊为重症肌无力（眼肌型），现服用溴吡斯的明片每日2次，每次半片。刻诊：右眼睑下垂，晨轻暮重，眼球活动可，无复视，挑食，一般情况正常，舌质淡红，少苔，脉细数。考虑患者仅右眼睑下垂，症状较轻，期间亦无恶化之势，故以纯中医辨证治疗。其证属气阴两虚证，治宜益气养阴，方拟补中益气汤加减治之。

处方：党参10g，黄芪30g，升麻6g，白术15g，生地黄10g，千年健8g，千斤拔8g，炙甘草10g，桑椹子10g，女贞子8g，木香5g，山药10g，巴戟天8g。每日1剂，水煎2次，分2次温服，14剂。溴吡斯的明片每日2次，每次半片。

2018年5月3日二诊：患者家属诉患儿右眼睑下垂较前改善，抬眼较前有力，舌脉不变。考虑患者病情稳定，症状改善，建议患者可尝试暂停溴吡斯的明片，观察患者变化。守方化裁，进60剂。

2018年7月3日三诊：患者家属诉未服用溴吡斯的明片，患儿右眼睑下垂症状仍较前明显改善，仅下午偶有右眼睑下垂，但右眼仍感乏力，胃口欠佳，挑食，舌质淡红，舌根苔白腻，脉细数。患者疗效已显，为增进效，将黄芪用量加至60g，补气同时加以麦冬12g，知母8g养阴，党参改为太子参，气阴双补。守方化裁，进20剂。

2018年7月24日四诊：患者家属诉患者右眼睑下垂基本消失，眼睑抬举有力，但偶感干痒，时揉擦，胃口一般。舌脉不变。守方，再进20剂。后患者停止服药，2018年8月底回访时家属诉患儿右眼睑下垂已完全消失，期间亦未再复发，完全治愈。

医案点评

重症肌无力疾病的关键病机为脾胃气虚。上睑属脾，脾主升主运，脾虚气陷，则眼睑升举无力，故以上患者都出现眼睑下垂；脾脏可以影响他脏，他脏也可以影响脾脏，如邓铁涛教授所说：“脾胃虚损，五脏相关。”患者久病及肝肾，导致肝窍失养，肾精不足，“精散则视歧，视歧见两物”，可见眼球活动障碍，出现复视、斜视。治以健脾益气为大法，用方首选补中益气汤加减。饶老常常根据患者服药后的反应，逐渐加大黄芪剂量，重用黄芪，再配其他益气之药往往取得很好的临床疗效，但“气有余便是火”，补气的同时又要注意整个复方药性的阴阳平调，应适当以滋阴清热之品，佐制黄芪之温燥。同时，该病以“虚”为本，是慢性虚损性疾病，恢复慢，久之及肾，必致肝肾不足，故在益气健脾的同时还得兼顾滋补肝肾，这样使得气有所补，补之有源，气血生成泉源不竭，如此方可事半功倍，卓有成效。

三、全身型

案例1

张某，男，33岁，已婚。因“四肢乏力，吞咽不利1年余”于2016年3月29日初诊。患者诉1年前无明显诱因下出现吞咽困难，四肢乏力，遂于江西省某三甲医院就诊，疲劳试验及新斯的明试验阳性，胸腺CT正常，诊断为重症肌无力（中度全身型）。现口服溴吡斯的明片每日3次，每次1片，每日服用醋酸泼尼松片60mg，已服近2月，症状未明显改善，遂前来饶老门诊就诊。刻症：吞咽不利，吃一餐饭需半小时左右，四肢乏力，活动后加重，行走尚稳，右眼复视，无明显眼睑下垂，体型肥胖，满月脸，饮食，睡眠正常，大便稀，舌质淡，苔薄白，脉沉细。证属脾胃亏虚证，治以益气健脾，予以补中益气汤加减。

处方：党参30g，黄芪50g，柴胡10g，升麻10g，陈皮6g，荷叶10g，白术40g，茯苓15g，粉葛30g，千年健20g，千斤拔20g，鸡血藤50g，仙鹤草50g，炙甘草10g，蒺藜20g，菊花20g，车前子15g，黄柏10g。每日1剂，水煎2次，分2次温服，15剂。

2016年4月13日二诊：患者诉四肢乏力感较前稍改善，余症状不变，一般情况正常，舌质淡，苔薄白，脉沉细。患者服药期间，症状无明显改善，但亦未见明显药物副作用，故守方，黄芪用量加至100g，同时加入生地黄15g，再进30剂。口服溴吡斯的明片每日3次，每次1片，每日服用醋酸泼尼松片60mg。

2016年5月13日三诊：患者右眼复视较前明显改善，四肢乏力感整体较前减轻，吞咽仍然不利，一般情况正常，舌质淡红，苔薄白，脉沉细。患者目前症状改善，病情未进一步恶化，且朝着好的方向发展，嘱患者激素每周递减一片，同时，复方中加入女贞子、墨旱莲等滋阴，补益肝肾之品，15剂。口服溴吡斯的明片每日3次，每次1片。

2016年8月14日四诊：患者遵上方坚持服用3个月，激素亦递减完，未再服用。患者诉现吞咽较前明显改善，一顿饭20分钟内可以完成，双上肢无明显乏力感，双下肢活动时仍感乏力，右眼外视时仍有复视，体型肥胖，满月脸，饮食，睡眠一般，大便干，舌质红，少苔，脉沉细。患者长期服用大量激素烘热之品，已损伤阴液，现证属肝肾虚型，治宜益气养阴，补益肝肾，用药如下：黄芪100g，太子参30g，升麻10g，生地黄15g，山药30g，黄柏10g，墨旱莲15g，女贞子12g，粉葛30g，鸡血藤50g，沙苑子15g，巴戟天12g，枸杞25g，菊花15g，龟甲20g，火麻仁30g，木香12。每日1剂，水煎2次，分2次温服，30剂。口服溴吡斯的明片每日3次，每次1片。

2016年9月15日五诊：患者诉现吞咽已基本正常，双下肢乏力较前改善，现可逛菜市场、超市，但仍不可跑步，右眼外视时偶有复视，体重较前稍减轻，大便干，舌质红，少苔，脉沉细。至此药效巨著，乃成功之治，嘱患者可试着减去溴吡斯的明片。前方去枸杞、巴戟天、龟甲，加入蝉蜕15g，荆芥10g。进30剂。

2016年12月14日六诊：患者期间一直坚持连续服用上方3个月，且已停服溴吡斯的明片2个月，现双下肢长时间活动后仍感乏力，右眼已无复视，体重较前明显减轻，满月脸消失，一般情况正常。舌质红，少苔，脉沉细。病之将愈，有方有守，坚持到底，再进30剂。

2017年6月5日七诊：患者半年来亦一直坚持服药，病情一直平稳亦未见反复。就诊时患者非常开心地告知饶老现在体重终于完全正常，且基本无重症肌无力症状，跑步也无明显乏力感，已重新上班，也更有信心面对生活了。舌质红，薄白苔，脉沉细。守方进15剂。

医案点评

饶老说医者辨病辨证的方向固然是十分重要的，但患者良好的依从性以及坚定的信念就如复方中的一味药引子，在治疗中往往起着积极主导的位置。患者自已吃了一味定心丸，复方的药效就胜似灵丹妙药了。该患者在2017年至2018年期间也一直坚持服药，至今也偶来门诊，并未见复发。

案例2

胡某，男，19岁，未婚。因“右眼睑下垂伴四肢无力5月”于2016年8月9日初诊。患者诉5月前无明显诱因下出现吞咽困难，右眼睑下垂，四肢乏力，遂于江西省某三甲医院就诊，疲劳试验及新斯的明试验阳性，胸腺CT正常，诊断为重症肌无力（中度全身型）。现口服溴吡斯的明片每日3次，每次1片，醋酸泼尼松片从每日20mg加至每日70mg，症状未明显改善，遂前来饶老门诊就诊。刻症：右眼睑下垂，眼球活动受限，伴复视，四肢乏力，行动缓慢，活动后汗出，气喘，神疲乏力，体型肥胖，满月脸，饮食，睡眠正常，二便正常，舌质淡，苔白腻，脉沉细。证属脾气亏虚，夹有痰湿，治以益气健脾，燥湿化痰为法，方拟补中益气汤化裁。

处方：红参10g，黄芪50g，柴胡10g，升麻10g，白术40g，炙甘草10g，地龙10g，全蝎6g，防风10g，杜仲20g，千年健20g，千斤拔20g，薏苡仁20g，法半夏15g，白豆蔻12g，苍术15g。每日1剂，水煎2次，分2次温服，20剂。

2016年8月30日二诊：患者诉精神较前好转，现活动后仍气喘，但汗出较前明显改善，余症状无明显变化，一般情况可，舌质淡，苔黄腻，脉沉细。患者气喘，汗出症状明显改善，虽其他症状无明显好转，但药效已显，且气虚之甚，非一日之寒，应有方有守，不应改弦易辙。去法半夏、地龙、全蝎，予藿香、佩兰、车前子、黄柏，红参加至20g，黄芪加至80g。进30剂。嘱以后每周减激素一片。

2016年10月30日三诊：患者诉现活动后无明显气喘，汗出，四肢乏力感较前好转，右眼仍下垂，活动受限，伴复视，体型肥胖，满月脸，舌质淡，苔偏白腻，脉沉细。患者症状已有改善，病情未进一步进展，嘱患者继续每周递减1片激素，可自行尝试减服溴吡斯的明片。去藿香、佩兰、黄柏，加伸筋草10g，透骨草15g，鹿衔草10g，黄芪量加至100g，予以30剂。

2017年3月14日四诊：患者因个人原因未按时就诊，但期间一直按上方服用，现已停服醋酸泼尼松片近半月、溴吡斯的明片1个月。患者诉现双上肢无明显乏力，双下肢活动后仍感乏力，右眼睑稍下垂，眼球活动较前灵活，仅外展受限，伴复视，体重较前减轻，满月脸，舌质淡红，苔薄白，脉沉细。

患者在减服醋酸泼尼松片、溴吡斯的明片后症状仍明显好转，说明药证相符，考虑患者病程长，易损及肝肾，故在原方基础上加黄精15g，巴戟天12g等滋补肝肾之品，再进30剂。

2017年7月27日五诊：因患者在外地求学，期间一直在外按上方取药服用。现在无明显四肢乏力，活动自如，右眼睑已无下垂，但易疲劳，眼球活动可，偶有复视，精神佳，体重明显减轻，已无明显满月脸。至此病之将愈，疗效显著，乃成功之治。为彻底治愈，在原方基础上化裁治疗2个月，于2017年10月诸症皆除，体重也基本恢复正常。患者在此之后亦在断续服药，现也偶来门诊，一直未见复发。

案例3

龚某，女，72岁，已婚。因“反复双眼睑下垂伴吞咽困难4年余”于2017年6月11日初诊。患者自诉于2013年6月份无明显诱因下出现双眼睑下垂，遂于江西省某西医院救治，新斯的明试验阳性，胸腺CT正常。诊断为：重症肌无力（眼肌型）。不久后病情加重，开始出现吞咽困难，言语不清，四肢乏力等症状，由眼肌型转变为中度全身型。予醋酸泼尼松片、溴吡斯的明片等治疗后，病情虽未再加重，但症状亦未见明显改善，且期间病情反复发作，患者因畏惧西药副作用，已自行停服西药，为寻求中医诊疗，遂前往饶老门诊就诊。就诊症见：双眼睑下垂，伴有重影，吞咽困难，咀嚼无力，吃餐饭需半小时以上，讲话含糊不清，饮水易呛咳，四肢乏力，精神差，易倦怠，形体偏瘦，面色偏黄，一般情况正常。舌质暗红，少苔，脉弦细数。其证属肝肾阴虚，治宜益气养阴，补益肝肾。方拟黄芪、太子参加六味地黄汤合二至丸加减。

处方：黄芪50g，太子参30g，生地黄15g，山药20g，山茱萸12g，墨旱莲15g，女贞子12g，荷叶10g，百合20g，制黄精15g，巴戟天12g，蒲公英20g，沙苑子15g，木香6g。每日1剂，水煎2次，分2次温服，7剂。

2017年6月18日二诊：患者诉吞咽困难较前稍有改善，余症不减，亦未有不适。舌脉不变。患者症状虽未见明显改善，但其病情亦无发展之势，且该病病程长，常以月来计算疗效，嘱患者坚定信心。将黄芪用量加至80g，加鳖甲15g，守方再进30剂。

2017年7月17日三诊：患者诉双眼睑下垂较前改善，复视较前减轻，喝水无明显呛咳，但吃饭仍需30分钟左右，构音欠清，双上肢穿衣不能，双下肢感乏力，行走尚稳，精神尚可，但仍易疲劳。舌脉同前。不管辨为何证，应始终抓住气虚这个根本矛盾，将黄芪用量加至100g，守方化裁，进60剂。

2017年9月15日四诊：患者诉诸症均较前改善，右眼睑无明显下垂，左眼睑下垂较前改善，无明显复视，吃饭需20分钟左右，口齿稍含糊，现可自行穿衣，但耐力仍稍差，双下肢乏力感明显减轻，行走平稳，可自行逛超市、菜场，精神可。舌脉不变。至此，疗效已显。为进一步加强疗效，黄芪用量加至120g，前方稍做加减，再进60剂。

2017年11月14日五诊：患者现左眼睑稍下垂，自诉吞咽明显好转，可正常饮食，言语稍含糊，四肢乏力感明显改善，可正常生活，精神佳。舌质暗红，苔少，脉弦细。黄芪用量加至150g，加入粉葛30g，桑椹子20g，守方化裁，进30剂。

2017年12月15日六诊：患者除左眼睑轻度下垂外，余症皆除，一般情况可。舌质暗红，苔少，脉弦细。病之将愈，病证相符，守方再进30剂。

2018年1月15日七诊：患者双眼睑对称，无明显下垂，无复视，吞咽正常，言语清晰，四肢有力，精神佳，二便正常。舌脉同前。患者各症均除，已完全恢复如初，为巩固疗效，守方化裁，再进30剂。考虑患者年龄大，病程长，为防止病情反复，嘱患者再坚持服用中药半年以巩固病情。此后一直电话随访，家属诉未再复发，已然正常生活。

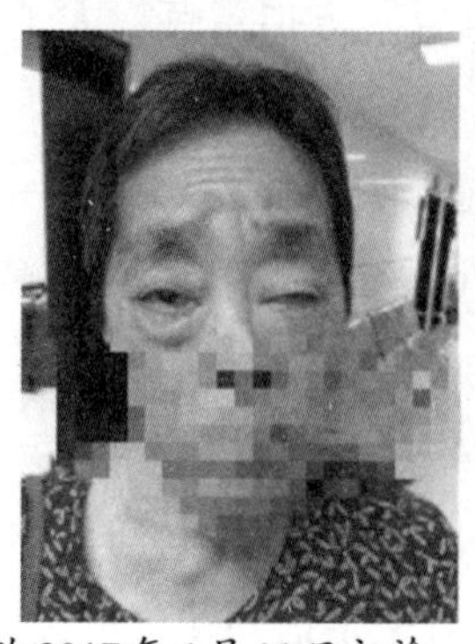 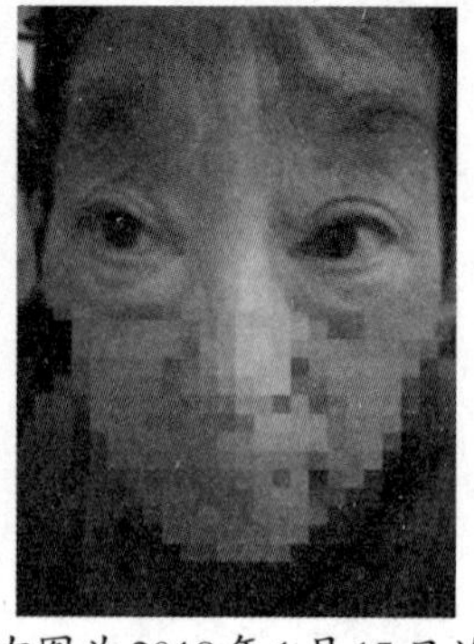

（左图为2017年6月11日初诊，右图为2018年1月15日治疗后）

案例4

高某，女，36岁，已婚。因“双眼睑下垂伴咀嚼乏力1月余”于2018年2月5日初诊。患者自诉于2018年1月2日出现双眼睑下垂，咀嚼乏力，遂于浙江省台州市某西医院就诊，新斯的明试验阳性，胸腺CT正常，诊断为：重症肌无力（全身型）。现口服溴吡斯的明片每日4次，每次1片，在网上得知饶旺福主任，遂前来就诊。刻下症见：双眼睑轻度下垂，无复视，咀嚼乏力，吞咽正常，精神稍差，形体一般，睡眠差，大便正常，小便频数。舌质红，苔白略腻，脉细。其证属脾胃气虚，治以益气健脾，方拟补中益气汤化裁治之。

处方：党参30g，黄芪80g，柴胡10g，升麻10g，陈皮6g，荷叶10g，白术40g，茯苓15g，千年健20g，千斤拔20g，炙甘草10g，鸡血藤50g，炒菟丝子20g，酸枣仁20g，木贼20g。每日1剂，水煎2次，分2次温服，15剂。溴吡斯的明片每日4次，每次1片。

2018年2月20日二诊：患者双眼睑无明显下垂，眼球活动可，偶有复视，咀嚼较前好转，睡眠改善，二便正常。舌质红，苔薄白，脉细偏数。该患者疗效初显，为加强疗效，防止病情发展，将黄芪用量加至100g，根据舌脉象，阴虚之证已显，补气同时不忘养阴，且黄芪甘温纯阳，用量大，应格外注意补气太过，故去菟丝子，守方加入二至丸化裁，进30剂。溴吡斯的明片每日4次，每次1片。

2018年3月22日三诊：患者咀嚼较前有力，但仍偶有复视，夜寐佳，月经量偏少，少量血块，无痛经，二便正常。舌质红，苔薄黄腻，脉沉细。守方加入四物汤，再进30剂。患者症状改善，嘱其根据自身情况，将溴吡斯的明片逐渐减量。

2018年4月21日四诊：患者诉期间已停服溴吡斯的明篇，双眼睑已无下垂，但向右凝视时复视，咀嚼亦基本正常，小便频，大便正常。舌质红，少苔有裂纹，脉沉细。为防久服上方补气太过，致阴虚内热，故拟大补阴丸合二至丸加减。

处方：黄芪100g，龟甲30g，关黄柏5g，知母10g，锁阳10g，肉苁蓉10g，牛膝15g，生地黄20g，墨旱莲15g，女贞子12g，木香6g，蒲公英20g。

进30剂。

2018年5月21日五诊：患者诸症皆除，但诉右眼外展时偶有复视，双眼易疲劳，流泪，一般情况可。舌脉不变。为求彻底治愈，加入全蝎6g，僵蚕10g，炒车前子8g，炒蒺藜12g，守方化裁，再进45剂。

2018年7月5日六诊：患者因个人原因，常居外地，但一直坚持微信复诊。在微信中，她表示现已正常生活，仍是右眼外展时偶有复视，余无不适。根据患者口诉，在原方基础上稍做加减，嘱其在当地中医院取药。如是，坚持微信复诊半年余，诸症皆除，完全治愈。随访至今，未诉复发。

案例5

雷某，女，26岁，已婚。因“双眼乏力，伴吞咽不利半月”，于2018年4月9日初诊。患者诉3年前曾诊断为重症肌无力（全身型），经治疗后痊愈，具体诊疗方案不详。近期因剖腹产子后劳累，再加上哺育幼儿心绪受扰，于半月前症状再发。刻症：双眼乏力，无明显下垂，吞咽不利，言语不清，四肢乏力，但行走尚平稳，口干，睡眠一般，饮食正常，二便平。舌质淡，苔薄白，脉细弱。考虑患者处于哺乳期，且忌于西药副作用，故以纯中医辨证处之。其证属脾肾阳虚，治宜益气温阳，方拟补中益气汤加减。

处方：党参30g，黄芪100g，柴胡10g，升麻10g，陈皮6g，荷叶10g，白术40g，茯苓15g，千年健20g，千斤拔20g，鸡血藤50g，炙甘草10g，菟丝子20g，鹿角片20g。每日1剂，水煎2次，分2次温服，7剂。

2018年4月17日二诊：患者诉吞咽、言语已基本正常，双眼疲倦，且出现视物模糊，下肢乏力较前减轻，双上肢仍感乏力，近日感冒，咳嗽流涕3天，一般情况正常。舌质淡，苔略白腻，脉细弱。患者病情未明显进展，症状亦有改善，药效理想，将黄芪用量增至120g，党参加至50g，守方再进30剂。

2018年5月18日三诊：患者诉双眼无明显乏力感，视物模糊较前改善，四肢乏力感整体较前减轻，耐力增加，无感冒症状。舌脉同前。该患者疗效神勇，为求进一步加强疗效，黄芪用量加至150g，守方化裁，再进15剂。

2018年6月3日四诊：患者诉现偶有视物模糊，双下肢无明显乏力感，双上肢仍感乏力，不敢自行抱小孩，夜寐欠佳，情绪焦躁，月经2个月未至，检查未怀孕。舌质淡红，舌根苔略黄腻，脉沉细。考虑该患者病程久，脾虚下陷太甚，故将黄芪用量加至200g，守方加四物汤化裁，再进60剂。

2018年8月4日五诊：患者诉现月经已大致正常，无明显视物模糊，双上肢稍感乏力，可抱幼儿喂奶、睡觉，睡眠一般，情绪尚可。舌脉不变。至此，病之将愈，守方化裁，30剂。

2018年9月5日六诊：患者诉诸症皆除，已无任何重症肌无力症状，一般情况可，舌脉不变。为求进一步巩固治疗，遂在上方基础上稍做加减，30剂。考虑患者病程久，嘱患者再坚持服药半年，以防止病情反复，此后一直随访，未见复发。

案例6

李某，男，23岁，因“双眼睑下垂伴四肢乏力2月余”于2018年8月29日初诊。患者诉2个月前无明显诱因出现双眼睑下垂，伴四肢乏力，遂于江西省某西医院就诊，新斯的明试验阳性，胸腺CT正常，诊断为重症肌无力（轻度全身型）。现口服溴吡斯的明片每日3次，每次1片，症状未明显改善，遂前来饶老门诊就诊。刻症：双眼睑下垂，以右眼为甚，右眼球活动稍差，伴有复视，四肢乏力，精神尚可，形体中等，纳食可，二便正常，睡眠尚可，舌质淡红，苔白偏腻，脉沉。因患者服用溴吡斯的明效果不佳，且期间亦未发展至急进重症型等危候，故嘱患者可暂停溴吡斯的明片，以纯中医辨证处之。其证属脾胃气虚，兼夹痰湿，治以益气健脾，化痰祛湿，方拟补中益气汤化裁。

处方：党参30g，黄芪50g，柴胡10g，升麻10g，陈皮10g，荷叶10g，白术30g，茯苓15g，千年健20g，鸡血藤50g，炙甘草10g，炒菟丝子20g，白蔻仁15g，垂盆草20g。每日1剂，水煎2次，分2次温服，7剂。

2018年9月5日二诊：患者诉四肢乏力感较前稍改善，余症状不变，一般情况正常，舌质红，苔黄腻，脉沉。患者服中药期间，症状虽改善不明显，但亦未见发展之势，故守方，黄芪用量加至100g，去菟丝子，同时加入黄芩10g，茵陈10g，再进30剂。

2018年10月5日三诊：患者左眼睑无明显下垂，右眼睑下垂较前明显好转，眼球活动尚可，仍伴有复视，双上肢乏力感较前明显减轻，双下肢仍感乏力，行走尚稳，精神可，二便正常，舌质淡红，舌根部苔略黄腻，脉沉细。

患者疗效初显，应顺势而治，以求取得更好的疗效，遂将黄芪用量加至150g，加入全蝎6g，守方化裁，进30剂。

2018年11月4日四诊：患者双眼睑无明显下垂，右眼球活动灵敏，但仍有复视，双上肢无明显乏力感，双下肢乏力感明显改善，现爬楼基本正常，但仍不能跑步，舌质淡红，苔薄白，脉沉细。守方化裁，再进30剂。

2018年12月4日五诊：患者诉无明显复视，双眼睑完全恢复如初，现双下肢可正常行走2小时，但仅可小跑，剧烈跑步时仍感乏力，舌脉不变。至此，病之将愈，守方化裁加入蝉蜕8g，僵蚕10g，此后不定期复诊，守上方迭进80剂。

2019年2月24日六诊：患者诉现基本无重症肌无力症状，双下肢无明显乏力感，可正常跑步，且已正常上班生活，一般情况正常。舌脉不变。守方化裁再进30剂。为巩固疗效，嘱患者再坚持服用中药半年。随访至今，未见复发。

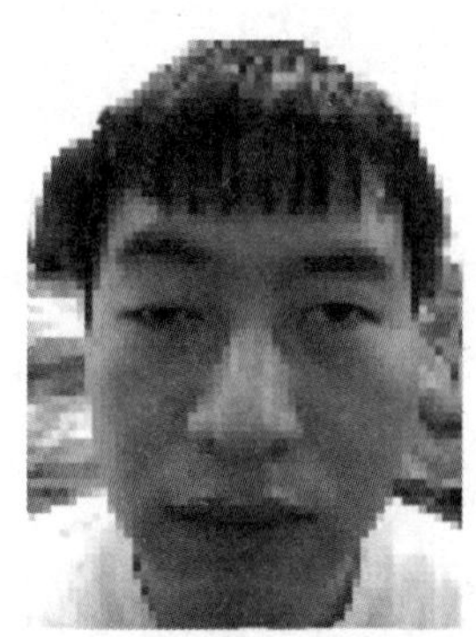
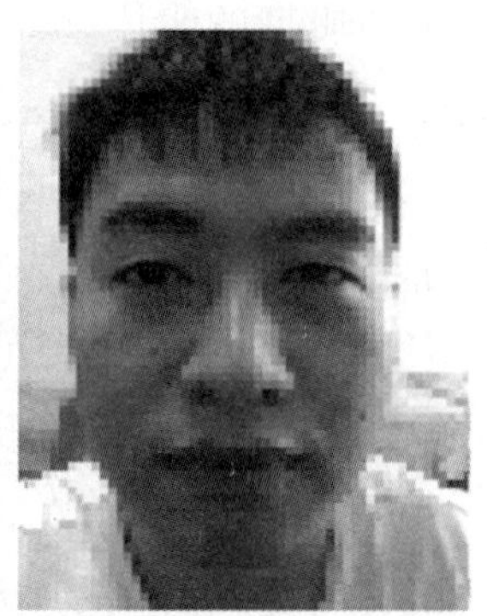

（左图为2018年8月29日初诊，右图为2018年11月4日治疗后）

案例7

黄某，男，20岁，因“右眼睑下垂10年，肢体乏力1月”于2017年6月10日初诊。患者家属诉患者10年前受凉后出现左眼睑下垂，于当地医院确诊重症肌无力，一直服用溴吡斯的明片，后左眼睑下垂好转，继而出现右眼睑下垂，并伴有复视，症状一直持续至今。1月前，患者感肢体乏力，出现穿衣费力、爬楼困难等症状，前往江西某三甲医院就诊，胸腺CT轻微增生，服用硫唑嘌呤片、溴吡斯的明片、醋酸泼尼松片等药物。患者自诉症状未见明显改善，遂前往饶老门诊就诊，刻症：右眼睑下垂，右眼球固定，伴复视，四肢乏力，站立欠稳，晨轻暮重，吞咽正常，口齿清晰，精神可，形体中等，饮食，睡眠正常，便溏。舌质淡，苔薄白，脉细数。因患者近期突然出现肢体乏力，不排除病情进一步加重可能，嘱患者先维持目前口服西药，并结合中药治疗，继续关注病情变化。中医辨证属脾胃气虚，治以益气健脾，升阳举陷，方拟补中益气汤化裁。

处方：党参30g，黄芪80g，柴胡10g，升麻10g，陈皮6g，白术40g，茯苓15g，千年健20g，千斤拔20g，鸡血藤50g，炙甘草10g，炒菟丝子20g，鹿角片20g，夏枯草15g。每日1剂，水煎2次，分2次温服，14剂。

2017年6月25日二诊：患者诉四肢乏力感较前改善，站立尚稳，余症状不变，一般情况正常，舌质淡，苔薄白，脉细数。患者服中药期间，症状未见进一步发展之势，且出现好转之像，故守方，黄芪用量加至100g，加生地黄15g，知母12g，再进15剂。

2017年7月10日三诊：患者诉肢体乏力进一步改善，现可爬2层楼梯，右眼睑下垂较前稍好转，右眼球固定，仍伴有复视，咽干，精神可，二便正常，舌质淡，舌根部苔略腻，脉弦数。患者疗效已显，为巩固病情，取得更好的疗效，遂将黄芪用量加至120g，加入野菊花12g，杜仲15g，守方化裁，进30剂。

2017年8月9日四诊：患者诉肢体乏力明显改善，现基本可以正常生活，但肢体耐受力仍差，活动后易疲劳，右眼睑下垂，右眼球固定较前改善，可轻微外展、内收，伴复视，舌质红，苔腻，脉细数。守方化裁，再进30剂。

2017年9月8日五诊：患者诉无明显肢体乏力感，眼部症状较前变化不明显，舌质红，苔薄白，脉细数。患者目前疗效大显，但因患者眼部症状年深日久，病情复杂，故改善不明显，仍需进一步、更持久地治疗。患者病情稳定，嘱患者可暂停硫唑嘌呤片，并逐渐减少溴吡斯的明片的用量，醋酸泼尼松片用量一周递减1片。黄芪用量加至150g，守方化裁，进30剂。

2017年10月8日六诊：患者诉现每日服用溴吡斯的明片2片、醋酸泼尼松片2片，肢体无明显乏力感，眼部症状较前仍无明显改变，眼球内收尚可，精神佳。舌质淡红，苔薄黄，脉细数。患者减少西药用量后，病情并未反复，可见中药疗效持久，稳固，嘱患者坚定信心，坚持服药，守方化裁，迭进90剂。

2018年1月5日七诊：患者右眼睑轻度下垂，下午下垂明显，右眼球内收可，外展差，自诉外展时有复视，一般情况可。舌质淡红，苔薄黄，脉细数。患者眼部症状较之初明显改善，中药疗效坚固，为求进一步疗效，乘胜追击，黄芪用量加至200g，墨旱莲12g，女贞子12g，守方化裁，再进90剂。溴吡斯的明片每日1片。

2018年4月4日八诊：患者诉现未服用任何西药，右眼睑轻微下垂，右眼球外展稍差，外展时偶有复视，余无任何重症肌无力症状，一般情况正常。舌质淡红，苔薄黄，脉细数。患者症状进一步好转，继续巩固治疗，守方，进60剂。

2018年6月3日九诊：患者右眼睑轻微下垂，眼球外展稍差，无明显复视，自诉现已正常工作生活，无任何障碍，与常人无异。守方化裁再进30剂。此后该患者仍一直坚持服药，虽眼部症状未完全治愈，但正如患者本人所说，现在非专业人士根本看不出其眼部症状，也不影响正常生活恋爱，已经十分知足，喜不自胜了。

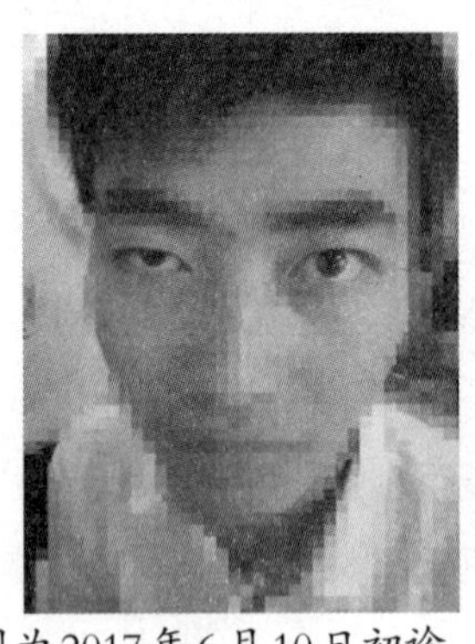
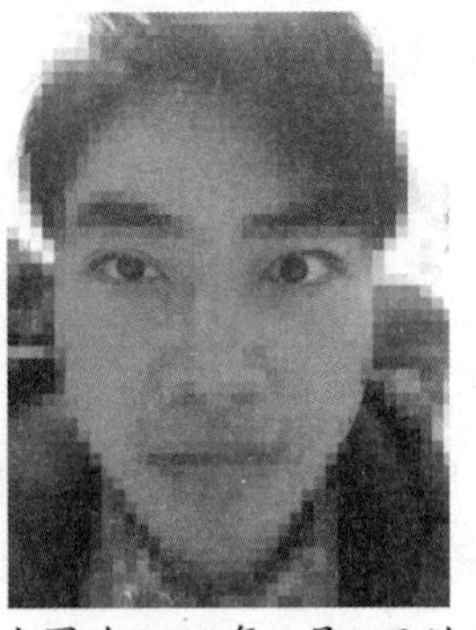

（左图为2017年6月10日初诊，右图为2018年4月4日治疗后）

案例8

郭某，女，66岁。因“双眼睑下垂2月，肢体乏力1月”于2018年12月24日初诊。患者诉2月前无明显诱因下先出现右眼睑下垂，数日后双眼睑下垂，于当地医院行新斯的明试验阳性，胸腺CT正常，诊断为重症肌无力，服用溴吡斯的明片每日3次，每次1片，1个月后又出现四肢乏力，遂前往饶老门诊就诊。刻见：双眼睑下垂，右眼睑更甚，眼球活动灵敏，无复视，视物模糊，四肢乏力，双上肢穿衣解扣不能，行走欠稳，吞咽正常，口齿清晰，少气懒言，精神软，易疲乏，形态偏瘦，口干，饮食，睡眠正常。舌红，苔少，脉弦。因患者症状逐渐加重，不排外病情进一步加重可能，嘱患者维持目前口服西药，继续关注病情变化，必要时寻求现代医学治疗。中医辨证属脾胃气虚，阴虚火旺，治以益气健脾，滋阴清热，方拟补中益气汤化裁。

处方：党参30g，黄芪80g，柴胡15g，升麻10g，荷叶10g，白术40g，千年健20g，千斤拔20g，炙甘草10g，生地黄15g，粉葛30g，黄柏6g。每日1剂，水煎2次，分2次温服，30剂。

2019年1月28日二诊：患者期间出现颈项乏力，症状进一步加重，遂前往江西某西医院行激素冲击疗法，现每日服用醋酸泼尼松片8片，溴吡斯的明片每日3次，1次1片。现右眼睑下垂，眼球活动正常，无复视，视物模糊，颈项乏力，四肢乏力感较前改善，行走尚稳，精神尚可，一般情况可。舌红，少苔，脉弦细。中医与现代医学对于该病的治疗都有其优势，该患者予以中西医综合治疗，疗效显著，使得患者病情得以稳定，并朝着好的方向发展，为了更好地巩固患者病情，黄芪量加至100g，加入粉葛30g，墨旱莲15g，狗脊20g，守方化裁，进30剂。

2019年2月28日三诊：患者右眼睑下垂，视物模糊，颈项乏力感较前减轻，四肢乏力较前好转，现可穿衣解扣，行走平稳，精神可，便溏。舌红，少苔，脉弦细。患者整体症状较前改善，病情稳定，说明目前药已中的，故守上方，再进30剂。醋酸泼尼松片开始一周递减一片，溴吡斯的明片每日3次，每次1片。

2019年4月1日四诊：患者右眼睑下垂较前改善，无明显视物模糊，颈项乏力感明显减轻，四肢乏力感较前改善，双上肢可正常活动，双下肢仍感乏力，行走平稳，爬楼仍差，精神佳，便溏。舌红，少苔，脉弦细。患者症状明显改善，考虑脾虚甚，黄芪量加至120g，党参加至50g，守上方，再进30剂。醋酸泼尼松片每日4片，溴吡斯的明片每日3次，每次1片。

2019年5月1日五诊：患者右眼睑下垂较前无明显变化，颈项无明显乏力，双下肢仍感乏力，以双膝关节更甚，爬楼仍差，精神可，便溏，余一般情况正常。舌红，少苔，脉沉细。疗效已显，但气虚仍甚，故黄芪加至150g，为防久服大剂量黄芪致补气太过，党参易为太子参，加入黄精20g，女贞子20g，巴戟天20g等补益肝肾之品，使得气血生成源源不竭。进60剂。未服用醋酸泼尼松片，溴吡斯的明片每日3次，每次1片。

2019年7月1日六诊：患者右眼睑下垂较前明显改善，双下肢乏力感明显减轻，现可爬楼，但耐力仍差，余无任何重症肌无力症状，一般情况正常。舌脉不变。疾病将愈，但气虚贯穿始终，为进一步巩固疗效，乘胜追击，黄芪用量加至200g，加入僵蚕20g，再进60剂。因患者症状明显改善，嘱患者可减少甚至停服溴吡斯的明片。

2019年8月30日七诊：患者右眼睑无明显下垂，行走平稳，爬楼仍感乏力，无胸闷，可正常生活，余无不适，舌红，少苔，脉沉细。药证相符，守上方，进60剂。患者自诉现未服用任何西药。

2019年11月1日八诊：患者自诉现无任何重症肌无力症状，现可爬4楼，无肢体乏力感，至此，病之大愈。为巩固病情，防止病情反复，嘱患者再坚持服药半年，现患者仍时常就诊，未见复发，已正常生活。

医案点评

脾主四肢肌肉，脾失健运，脾虚气陷，则胃气亦弱，气机升降不利，运化失职，形体官窍四肢百骸失于濡养，故见肢体乏力，吞咽困难，咀嚼无力等。全身型重症肌无力患者其发病机理、治法、选方都无异于眼肌型重症肌无力患者。但在临床中，全身型患者疗效相较于眼肌型患者要慢，服药周期要长。如叶天士所说“初病在轻，久病入络”，对于这类患者，饶老喜予小剂量虫类药，取其走窜剔透，擅入络脉，能直达病所，疏经通络，并指出医者辨病辨证的方向固然是十分重要的，但患者良好的依从性以及坚定的信念犹如复方中的药引子，在治疗中往往起着积极主导的作用，患者自己吃了一味定心丸，复方的药效就胜似灵丹妙药了。所以，在治疗中加强与患者的沟通，不断鼓励患者，帮助患者树立信心，增加其依从性往往更是一味良剂。

四、重症肌无力危象

案例1

张某，女，60岁，已婚。因“声音嘶哑，吞咽不利1个月”于2018年8月15日入院，临床表现为声音嘶哑，吞咽不利，晨轻暮重，无双眼睑下垂，眼球活动度可，抬头费劲，肢体无明显乏力，饮食、睡眠一般，二便可，舌质淡，薄白苔，脉沉细。在我院行新斯的明试验阳性，胸部CT示胸腺瘤，诊断为重症肌无力。后由我院转入江西省某三甲医院，于2018年10月9日行胸腺切除手术，术后症状有所改善，但一月后因感冒出现重症肌无力危象，表现为呼吸困难，吞咽不能，肢体痿软无力，抬头无力，行走不能等症状，遂又进入该医院重症医学科，予气管切开插管，以人工呼吸器辅助呼吸，保持呼吸通畅，给予胃管进食、吸氧等对症处理，同时抗感染，血浆置换，激素，免疫抑制剂联合胆碱酯酶抑制剂等对症支持治疗。期间患者病情仍一度处于危重状态，其家属于2018年11月20日请饶老院外会诊，症见：呼吸困难，以呼吸机维持呼吸，吞咽不能，胃管进食，肢体痿软无力，不动汗出，肢凉怕冷，神疲乏力，两眼无神，便溏，留置导尿。舌质淡，薄白苔，脉沉细数。其证属中医大气下陷，阴阳两虚型。治以回阳固脱，调和阴阳。方选全真一气汤加减。

处方：红参15g，黄芪200g，附片15g，白术40g，熟地黄50g，麦冬30g，五味子10g，牛膝15g，木香10g。每日1剂，水煎2次，分2次温服，7剂。

2018年11月28日院外会诊：病人在现代医学联合中医治疗后病情较前好转，能坐起，想下地走路，每天可有三四个小时脱离呼吸机，汗出，怕冷症状较前明显改善，舌淡红，苔白厚腻，脉沉细无力。上方加薏苡仁、茯苓、陈皮、法半夏，15剂，继续巩固治疗。

后患者家属电话联系饶老，患者生命体征平稳，已脱离呼吸机，于2018年12月15日由重症医学科转入普通病房，可在搀扶下行走，吞咽仍困难，鼻饲管饮食。饶老嘱其家属继续坚持治疗，待患者病情平稳后，可前往我院予以中医治疗。1个月后电话随访患者因再次肺部感染而病情加重经抢救无效而死亡。

案例2

钟某，男，65岁，已婚。因“吞咽困难，四肢无力2月，加重1周”于2018年7月4日就诊于江西省某三甲医院。患者诉于2018年5月初因感冒后出现吞咽困难，言语不利，四肢无力，抬颈无力，晨轻暮重，过多活动后加重，无眼睑下垂，眼球活动可，无咀嚼困难，饮水呛咳，遂于当地医院入院治疗，行疲劳试验、新斯的明试验，二者皆为阳性，胸腺CT未见明显异常。确诊为重症肌无力（全身型），予以口服溴吡斯的明片每日3次，每次1片，醋酸泼尼松片50mg口服。于2018年6月28日出现呼吸困难，喉中痰鸣，咀嚼，吞咽困难，四肢痿软无力，轮椅助行，遂送往江西省某三甲医院就诊，收入重症医学科，予气管切开插管，以人工呼吸器辅助呼吸、胃管进食、给氧、充分吸痰等对症处理，给予抗感染、血浆置换、激素联合胆碱酯酶抑制剂治疗。家属为寻求中西医结合治疗，遂于2018年7月10日请饶老院外会诊，症见：呼吸困难，喉中痰鸣，咀嚼、吞咽不能，肢体无力，抬头不能，虚烦躁扰，面部烘热，夜间汗出，唇干，大便干结，舌红，舌根苔白腻，脉细数。证属大气下陷气阴两虚型，治以益气养阴，升阳固脱为法，方选生脉散合六味地黄丸加减。

处方：西洋参30g，黄芪150g，麦冬20g，五味子10g，知母20g，山茱萸50g，山药30g，龟甲20g，桔梗8g，升麻10g，女贞子20g，墨旱莲20g，薏苡仁30g，白术40g，法半夏15g，陈皮10g。每日1剂，水煎2次，分2次温服，7剂。

2018年7月18日院外会诊：在中西医结合治疗下，患者症状较前改善，已尝试脱离呼吸机，痰较前减少，现可自行咳出，吞咽仍然困难，神情自然，面部烘热，夜间汗出，唇干等症状明显改善，大便正常。舌红，舌根苔白腻，脉沉细无力。守方，黄芪量加至200g，15剂。

2018年10月9日，患者前往饶老门诊就诊，诉其现无明显呼吸，吞咽困难，四肢仍感乏力，但可完成基本日常自理，颈项偶有不适，饮食，睡眠，二便基本正常。舌质红，舌根苔白腻，脉沉细。现服用他克莫司每日2次，每次1粒，醋酸泼尼松片每日30mg，溴吡斯的明片每日3次，每次1片。其证属气阴两虚，治以益气养阴，予以补中益气汤加减：西洋参30g，黄芪100g，柴胡10g，升麻10g，陈皮10g，白术40g，茯苓15g，麦冬20g，千年健20g，千斤拔20g，炙甘草10g，鸡血藤50g，墨旱莲15g，女贞子12g。每日1剂，水煎2次，分2次温服，7剂。

此后患者一直在门诊就诊，目前双上肢已无明显乏力感，主要以双侧膝盖以下乏力为主，活动后加重，现服用他克莫司每日2次，每次1粒，醋酸泼尼松片每日15mg。现仍在跟踪随访中。

医案点评

脾主升清，是气机升降之枢纽，脾胃亏虚，枢机不利，肺无以气充，肾失于纳气，一身之气无以生成，大气下陷，则出现呼吸困难，大汗淋漓，气微欲绝等危症。大气下陷为重症肌无力最危重之证，患者生命常常危在旦夕，应首选现代医学予对症支持治疗。但中医予以的大剂量回阳救逆之品，在重症期的支持治疗也是不可忽视的。而且，在患者生命体征平稳后的恢复期，其辨病辨证才是根除病因的必由之路。对于如此危重之病症，道阻路艰，仍需我辈潜心学习，不断努力。

编者体会：对于重症肌无力的治疗而言，饶老的态度很明确——能中不西。他认为：①单纯眼肌型的重症肌无力患者完全可以纯中医治疗，而且疗效显著；②对于轻中度全身型重症肌无力患者来说，可预先评估患者病情轻重缓急以及发生危象的风险高低，如果患者病情轻，无明显吞咽困难等延髓麻痹症状，靠胆碱酯酶抑制剂能维持基本生活（一般处于MGFA Ⅱ－Ⅲa型之间）者，可先予以胆碱酯酶抑制剂和中医治疗，若短时间（一般观察1～3月）内无明显进展，可暂不予激素或免疫抑制剂而坚持纯中医治疗，待病情好转并稳定后可逐渐停用胆碱酯酶剂最终达到治愈；而对一些症状较重的患者，发生肌无力危象高风险患者（一般处于MGFA Ⅲb－Ⅳb型之间），可以考虑先暂予激素+免疫抑制剂+中药联合治疗，在病情稳定无明显恶化的情况下，应逐渐停服西药，改为纯中医治疗。③对于累及到呼吸肌的急进重症型，迟发重症型的危重患者（MGFA Ⅴ型）应迅速予以现代医学对症处理（气管切开+呼吸机辅助通气+激素冲击和/或丙球冲击和/或血浆置换），为下一步中医治病求本治疗创造时间和条件，中医在危象期的治疗也是不可忽视的，其对减轻西药的部分毒副作用也有其相应的作用。

对于溴吡斯的明片和激素的使用，饶旺福主任认为：溴吡斯的明片其实只是一种对症药，对于一些病程短，病症较轻的单纯眼肌型重症肌无力患者而言，完全可以单纯使用纯中医治疗。而对于一些病程长，病情缠绵，或是累及到舌肌、吞咽肌的患者可考虑予以维持溴吡斯的明片的用量，待中药发挥疗效，病情稳定或是好转后，视患者具体情况，再逐渐递减，直至完全使用纯中医治疗。对于激素，饶旺福主任指出：他在门诊最头疼的就是治疗服用激素的重症肌无力患者，为什么呢？因为服用激素的患者治疗的周期更长，疗效显现得更慢，一般要服中药一至两月后才可看到疗效，这就意味着患者服用中药时间更长。所以，在临床中，除非是病情急剧进展的重症型患者，对于一般病情不是很严重的全身型的患者，饶老都不予激素，始终坚持纯中医治疗。对于已经使用了激素的患者，饶老往往在其服用中药病情稳定，症状改善后，再嘱其逐渐递减（1周减1片）。

对于重症肌无力的治疗前景，饶老指出：重症肌无力对于现代医学是一种病因、发病机理都异常复杂的自身免疫性疾病。目前根本没有特效药可以根治，治疗上可以说相当棘手。且现使用的西药，往往毒副作用大，复发率高，常常给患者带来二次伤害。而中医方面，国内各中医专家在吸收前人理论的基础上，通过自身的探索、实践，也提出了自己的理论观点，在临床上取得了骄人的成绩。而且，中医治疗副作用小，复发率低，治愈率高，所以，只要在中医理论的正确指导下，按照中医的原则去思考，跟着中医的思维去辨病辨证论治，那么纯中医治疗重症肌无力将具有广阔的治疗前景。

|第五章|
饶旺福非有效案例的经验总结与启示

在临床中，我们有很多重症肌无力患者在服用中药后症状上完全治愈，或是显著改善，但是仍有部分患者无明显疗效，抑或再次复发，这也是我们在临床治疗上遇到的非常棘手的事。根据临床上这些患者的具体情况，我们也做了详细的分析，初步总结了几个可能影响中药疗效的因素，也希望对同道们治疗重症肌无力提供参考和借鉴。

一、患者的依从性从很大程度上影响了中药疗效的发挥和治疗的进度

其中的因素也是多方面的。首先，很多患者对于这个疾病并没有正确的认识，症状的波动性和休息后可缓解，使得很多患者心存侥幸，忽略早期系统的治疗，而且很多人缺乏坚定的信念又急于求成，在服药的初始阶段未达到自己的预期效果，就放弃了治疗。在饶老的门诊中，很多患者只有在服用西药效果差或是症状加重了才会来就诊，还有很多患者治疗了1个疗程（1个月）之后就放弃中医治疗了，这样就很容易使得病情缠绵、加重，影响治疗效果。其次，有的患者并不是很相信中医，他们在中药疗效还未发挥时，就自行停药，或是转而选择西医学治疗，前文中已详细阐述过，对于服用了大剂量激素或是反复接受激素治疗的重症肌无力患者来说，其中药疗效见效更慢，且更难预期。再次，很多患者经济水平低下，而重症肌无力这个疾病本身病程长，恢复慢又容易复发，这就意味着患者及其家庭要承担巨大的经济负担。而且，近年来，随着国家对中医药的扶持和宣传力度加大，人们对自我健康保健意识的提高，中药市场的需求不断提高，中医药价格呈不断上涨趋势，对于服药周期长的患者来说，也确实是一笔很大的费用，这也进一步加剧了患者的经济压力，迫使他们断续服用中药，或是购买廉价中药，又或是干脆

就放弃治疗，这都大大地影响了中药的治疗效果。还有一些患者，伴发焦虑抑郁状态，在治疗中配合度差，使得病情更加难治。

二、重症肌无力患者本身的调护也是一个重要的影响因素

很多患者在感冒、过度劳累、妊娠等因素下很容易引起免疫力下降，就是我们中医所说的正气亏虚，也会影响患者的治疗进程，有的人甚至会再次复发。在饶老治疗重症肌无力的过程中，遇到过很多中途感冒的患者。他们当中有的病情无明显变化，但大多数患者症状会加重，甚至出现新的重症肌无力症状。在这种情况下，虽然饶老会兼顾扶正祛邪，但这些患者在服药后，往往会经历一个药效停滞的阶段，而后再慢慢恢复正常的治疗轨迹，从而影响整个疾病的治疗进展。在门诊中，我们也遇到过很多病情复发的患者。其中，有一位魏姓重症肌无力眼肌型患者，临床治愈已经2年了。但他平素酷爱长途骑行，坚信运动能强健体魄，然而，在一次长距离的旅行中就复发了重症肌无力，起初他只是单纯右眼睑下垂，继而又出现肢体乏力。该患者目前仍在治疗当中，虽然现在已无明显肢体乏力，但眼睑下垂的症状仍非常顽固。还有上文提到过的一个行剖腹产正在哺育期的女性患者雷某。她是一个重症肌无力轻度全身型患者，临床治愈3年，剖腹产再加上哺育幼儿的身心劳累而复发重症肌无力，经过治疗后虽已无明显症状，但从这些患者中不难发现，不管是中医治疗还是现代医学治疗，要想取得好的治疗效果，巩固既得成果，正确的疾病调护是非常至关重要的。对于重症肌无力患者而言，应树立“未病先防”“既病防变”“病愈防复”的养生观念，养成合理的生活习惯，顺应自然，有节制、有规律的饮食、起居、运动，调畅情志，怡情养性，尽量做到“形神合一”，如此养生固本，培育正气，方能不断提高机体的抗邪能力，达到真正的阴阳平衡。

三、胸腺异常往往是影响重症肌无力疾病预后的重要因素

尽管有报道表明胸腺异常和重症肌无力病情严重程度无明显关系，但在临床中伴有胸腺异常，如胸腺增生、胸腺瘤的患者，在治疗上常常不尽如人意。有些胸腺异常的患者在行胸腺切除术后，其重症肌无力症状可以暂时缓解、减轻，但有的患者其临床症状无明显变化，有的人症状反而加重，甚者出现重症肌无力危象，特别是胸腺瘤病理提示恶性的患者，这些患者大多要

长期服用激素、免疫抑制剂等药物。在服用中药的基础上，也很难取得好的治疗效果。在饶老的门诊中就有一个行胸腺瘤切除症状无明显改善的全身型重症肌无力患者，他已有10年病史，期间服用胆碱酯酶抑制剂，在免疫抑制剂联合中药的基础上，尚可维持基本的日常生活，后因其个人因素暂停了免疫抑制剂及中药治疗，继而出现症状加重，虽然目前恢复了治疗，但效果也很难预期。

四、病情重、病程长的患者治疗效果往往不尽如人意

有的患者临床症状重，如重症肌无力危象患者，虽然他们在经过现代医学治疗之后病情尚且稳定，但在临床治疗中发现，他们在服用中药治疗以后，症状虽有改善，但治疗周期根本无法预估，且很难减少激素或是免疫抑制剂等药物的治疗。还有一些病程长又失治误治的患者，他们有的人本身依从性就不高，再加上长期失于系统治疗，正气亏损十分严重，使得病情也就更加复杂，治疗起来非常棘手。

五、重症肌无力患者检测的抗体类型及滴度可能也是影响该病的因素

虽然目前有研究表明，AchR-Ab阳性与患者的临床症状无直接明显的关系，AchR-Ab的滴度也并不是患者严重程度的可靠指标，但是在临床诊疗中发现，有的未发现胸腺异常，AchR-Ab阳性且滴度越高的患者，他们在临床上肌肉无力的症状也越重，相对于AchR-Ab阴性且滴度低的患者来说，治疗效果也较差，治疗周期也更长。除此之外，抗MuSKAb抗体阳性的患者在临床中症状也普遍较重，治疗效果也不是很理想。

此外，对于合并自身免疫性甲状腺疾病、系统性红斑狼疮、风湿性关节炎、糖尿病等重症肌无力患者，其病情更为复杂多变，治疗上就更加棘手，给彻底治愈该病也带来了更多的困难。

目前，在门诊中有部分这样治疗效果差的患者，饶老也仍在进一步努力研究、探索的过程中。虽然这个过程可能会困难重重，道路也很漫长，但是，我们相信只要加强和患者的沟通，做好疾病健康教育，并且始终坚持从中医整体观念及辨病、辨证论治出发，掌握疾病及并发症的关键病机，做到知常达变，医者们一定会探索出一条行之有效的诊疗方案。治愈重症肌无力，未来可期。

|附|

基于数据挖掘的国家名老中医饶旺福治疗重症肌无力的经验研究

现代数据挖掘技术能快速从海量数据中提取隐含在其中的有用信息和知识。现在这种强大的信息处理技术正越来越多地被应用于中医药研究领域，并展现出了其独特的优势。利用数据挖掘技术可以更好地分析名老中医治疗疾病的特色经验，将现代技术和名老中医的辨证思维相结合，会大大促进中医对疾病的认识，并加快形成系统化，这也必将促使中医朝着更好更快的方向蓬勃发展。

以下是采用数据挖掘技术分析整理名老中医饶旺福教授在2017年10月至2019年12月期间，治疗85位重症肌无力患者所得到的相关数据，具体如下。

一、症状分布

本研究按照基层医疗国际分类第二版（ICPC-2）的基本框架，将重症肌无力症状分为骨骼肌肉、眼、消化系统、呼吸系统等11种，共有66种症状。从中可知，在众多症状表现中，重症肌无力患者在骨骼肌肉系统中所表现的症状最多，可达14种，并可累及多组不同的肌肉；而在剩余症状中，又以眼睑下垂症状频数分布最高，达69次，这表明眼睑下垂是重症肌无力疾病最主要的临床表现之一（详见附表1）。根据附表2所示，本病主症以眼睑下垂、肢体乏力、复视等为主，都是一派虚证，与重症肌无力累及多组肌群无力的基本特征相符。

附表1　症状按ICPC-2分类频数统计结果

序号	一级分类	二级分类	数量	症状(频数)
1	骨骼肌肉	眼运动异常	6	眼球各向活动差(28)，眼球外展差(6)，眼球固定(2)，眼球上视差(1)，眼球内收差(1)，眼球下斜差(1)
		骨骼肌肉系统的其他症状/主诉	3	肢体乏力(43)，咀嚼乏力(7)，伸舌乏力(1)
		颈部症状/主诉	2	颈项乏力(12)，颈部酸软(3)
		膝部症状/主诉	2	膝盖酸软无力(5)，膝关节酸痛(1)
		胸部症状/主诉	1	胸闷(7)
2	眼	其他视力障碍	3	复视(40)，视物模糊(19)，视力下降(4)
		眼睑症状/主诉	3	持续性眼睑下垂(67)，眼睑乏力(10)，间歇性眼睑下垂(2)
		其他眼的症状	5	眼球突出(2)，眼胀(2)，畏光(2)，眼睛干涩(2)，易流泪(1)
3	消化系统	吞咽问题	1	吞咽困难(25)
		口/舌/唇的症状	2	口干(7)，口苦(2)
		大便/排便的改变	3	大便溏(10)，大便干(7)，大便次数多(3)
		腹胀	1	腹胀(10)
4	呼吸系统	气短/呼吸困难	3	呼吸困难(3)，气短(3)，气喘(3)
		咳嗽	1	咳嗽(8)
		鼻的其他症状	2	鼻塞(2)，流清涕(2)
		嗓音的改变	1	声音嘶哑(2)
		咽喉部的症状	2	咽痛(3)，咽痒(2)
5	泌尿系统	尿频/尿急/尿失禁	2	小便急(5)，尿失禁(2)
6	神经系统	头晕/头痛	3	头痛(5)，头晕(3)，头昏(1)
		语言障碍	1	言语含糊(9)
7	循环系统	心悸/感觉心跳	2	心慌(5)，心悸(1)
8	内分泌/代谢/营养的	肥胖	2	体型偏瘦(10)，体型肥胖(8)
		食欲缺乏	1	纳差(10)
9	皮肤	皮肤颜色改变/肿胀	3	面色黄(10)，面色白(1)，满月脸(2)

续表

序号	一级分类	二级分类	数量	症状(频数)
10	综合和非特异的	全身性虚弱/疲倦	4	易疲倦(18)，精神差(7)，乏力(3)，少气懒言(3)
		出汗问题/怕冷	4	动则汗出(6)，自汗(3)，盗汗(1)，畏寒(5)
11	精神/心理	睡眠障碍	2	夜寐差(9)，夜寐欠安(6)
		焦虑/焦虑状态	1	性情焦躁(4)

附表2　主症频数统计结果

主症	频数	百分比(%)
眼睑下垂	69	81.17
肢体乏力	43	50.59
复视	40	47.06
吞咽困难	25	29.41
视物模糊	19	22.35
颈项乏力	12	14.12
眼睑乏力	10	11.76
言语含糊	9	10.59

症状是一个疾病在发生发展过程中表现出来的各种异常征象，通过对各种症状的分析，我们才能对疾病有更深入的认识，才能对病情有更好的评估，也才能对治疗提出更完善的方案。因此，做好症状分析对于深入认识一个疾病就显得尤为重要。

从附表1中可以看出，在众体系中，重症肌无力在骨骼肌肉系统所表现的症状最多，累及到了多组不同的肌肉。中医学认为脾主四肢、肌肉，脾气亏虚则四肢、肌肉无力，这也充分说明其发病病位主要在脾，气虚是其发病的主要病机，整个疾病本质属虚证。

其次是眼部症状，而又以眼睑下垂症状频数分布最高。中医认为肝主藏血，开窍于目，肝受血而能视，肾藏先天之精以濡养形体官窍，肝血不足、肾精亏虚则肝窍失养、精明失濡，“精散则视歧，视歧见两物”。所以，其发病与肝肾两脏亏虚也密切相关。

消化系统症状中最主要表现为吞咽困难，中医认为肾为胃之关，司胃受纳之功能。肾气亏虚，则水谷受纳失常，先后天之精亏虚，各组织失于濡养，咽喉肌受累，最终发为吞咽困难。所以在治疗伴有吞咽困难症状的重症肌无力患者时，补肾乃治本之道。故健脾胃、补肾之法在治疗中都尤为重要。

呼吸系统症状中主要表现为一些表证及不同程度的呼吸困难。很多重症肌无力患者的发病及复发都因感冒而引起，素体亏虚的基础上再加上外邪的侵袭，无疑会进一步加重病情的进展，所以在补虚的同时也要注重祛邪，同时也要叮嘱患者做好防寒保暖工作。应该注意的是，患者出现呼吸困难症状时，往往提示肌无力危象发作的可能，这时应寻求中西医结合治疗，制定更加全面的诊疗方案，以防止病情进一步恶化。

泌尿系统症状中主要表现为小便急、尿失禁。中医学认为，肾主二便，这些症状由肾气亏虚、肾气不固、膀胱失约所致。

神经系统症状中主要表现为头痛、头晕及言语含糊。多为脾、肝、肾脏腑亏虚，功能运行失常，气血津液生成不足，清窍失养，筋脉失荣，喉舌不利所致。此外，也要考虑外感因素，分析是否存在虚实夹杂之证。

循环系统症状中主要表现为心慌、心悸。多为素体脏腑亏虚，阴阳失调，气血化生不足，心神失养。

内分泌、代谢方面主要表现为体型肥胖、纳差。多为脾胃虚弱、运纳失常所致。重症肌无力在治疗中往往予以大剂量补益之剂，为防止腻阻脾胃，应适当予理气健脾之品。

皮肤症状中主要表现为面色黄或白、满月脸等。多为脾胃气虚、气血不足所致。且很多重症肌无力患者多长期服用激素，易损伤脾胃，产生药物毒副作用，导致患者出现满月脸。

综合和非特异方面主要表现为全身虚弱性症状，都是气虚、阳气虚的主要征象，也进一步表明气虚贯穿重症肌无力整个疾病过程的始终，是此病之根本。

精神、心理症状中主要表现为不同程度的夜寐不安，多为痰热扰神或气血不足、神失所养的表现，而性情焦躁除了和患者本身的性格有关外，大多是因为疾病病程长、时间久，肝气不疏，情志不畅而成，这种因病导致抑郁的病人很多，且往往影响疾病的治疗效果和进展，甚者还会加剧病情，所以临床上除了对症治疗外，还应加强和患者的沟通，进行相应的心理辅导，效果往往会事半功倍。

二、舌象脉象分析

本研究异常舌象共8种，而其中最主要的异常舌象为舌质淡白，分布多达54.12%（见附表3）。异常脉象共7种，脉弱所占频率最高，达94.12%，其次分别为脉细（91.76%），脉沉（89.41%），三者所占频率远远高于其他脉象（见表4）。从中可以得知，本病患者绝大多数都是以沉细弱脉、舌质淡白为主，脉象表现与舌象表现基本一致，都主要见于气虚，与主症中一派虚证也相符。

附表3　舌象频数统计结果

舌象	频数	百分比(%)
舌质淡白	46	54.12
苔薄白	29	34.12
苔少	22	25.88
舌质红	20	23.53
苔白腻	18	21.18
舌质淡红	15	17.64
苔黄腻	9	10.59
舌质淡紫	4	4.71

附表4　脉象频数统计结果

脉象	频数	百分比(%)
脉弱	80	94.12
脉细	78	91.76
脉沉	76	89.41
脉弦	23	27.06
脉数	9	10.59
脉滑	2	2.35
脉涩	2	2.35

根据以上数据结果，表明该病为虚证，患者主要以气虚为主，气虚中又兼有血虚、阳气虚、阴气虚等，同时还存在夹湿、夹痰、夹瘀之证。中医学讲究望、闻、问、切，强调以整体的眼光去看待疾病，进而才能更好地做到辨证论治。饶旺福教授在临证过程中总是根据患者的症状及其舌象脉象进行综合全面分析，再用最朴素的中医思维去透过现象认识疾病的本质，在辨病辨证基础上做到个体化对症下药。他认为只有通过深入认识疾病的症状，才能深刻分析疾病的病因、病机、病位，才能更加全方位的了解本病，做到心中有数，从而更精准的选方用药。

除了充分认识本病的临床表现外，他指出舌象脉象也是一个很好的切入点。本病患者绝大多数都是以沉细弱脉、舌质淡白为主，脉象与舌象基本一致，与主症中一派虚证相符。人是一个整体，主症与舌象脉象相符，就能更加快速的帮助我们看清疾病的本质，也能提示我们对于疾病思考方向的正确性，最终帮助我们做到更加精确的辨证施药。总之，在临证中要通过患者症状、舌象脉象等四诊合参，从整体出发，才能更加全面地认识一个疾病，才能凸显中医的优势，才能给予患者更好的中医特色治疗，从而切实缓解患者的病痛。

三、症状与病位关联分析

症状与病位的关系，以及病机证素与四诊要素的关系应用关联规则方法进行分析，以频数高低依次排序（见附表5）。

附表5　症状与病位关联结果

病位	症状	频数	置信度
脾/胃	眼睑下垂	63	85.14
	肢体乏力	15	88.24
	便溏	9	89.11
	复视	5	42.86
	眼睑乏力	5	100
	吞咽困难	4	71.24
	言语含糊	2	66.67

续表

病位	症状	频数	置信度
肾	眼睑下垂	27	36.49
	复视	9	50.14
	肢体乏力	7	41.18
	言语含糊	3	100
	吞咽困难	3	80
	膝盖酸软无力	3	85.62
	尿失禁	2	78.82
肝	复视	26	88.56
	眼睑下垂	19	25.68
	视物模糊	5	87.16
	肢体乏力	3	17.65
	性情焦躁	3	72.54

根据这些数据结果可以得出，本病主症中眼睑下垂、肢体乏力、眼睑乏力、便溏等症状主要与脾胃相关联；言语含糊、吞咽困难等症状主要与肾相关联；复视、视物模糊等症状主要与肝相关联。

四、病机证素分析

本研究将病机拆分为病位和病理因素/病性两部分，通过频数法对重症肌无力的病机证素进行分析（见附表6）。

附表6　病机证素分布分析

分类	病证要素	频数	百分比(%)
病位	脾/胃	75	88.24
	肾	32	37.65
	肝	22	25.88

续表

分类	病证要素	频数	百分比(%)
病理因素/病性	气虚	85	100
	阳虚	42	49.41
	阴虚	25	29.41
	血虚	19	22.35
	湿	18	21.18
	痰	10	11.76
	瘀	4	4.71

通过以上数据结果可以得出，重症肌无力的病位主要在脾胃，与肝、肾相关。其最常见病性为气虚，频率高达100%；气虚为阳虚之渐，阳虚为气虚之甚，临床上气虚严重的患者，也常常合并阳气虚弱的表现，故阳虚频率亦有49.41%之高。这些也进一步证实本病是累及多个脏器的慢性虚耗性疾病。值得说明的是，本研究虽说明了本病为一类虚证，但饶旺福教授也指出，患者素体亏虚，各脏腑功能失常，正气势必不复，易受外邪侵袭，痰湿内生，再者久病入络，瘀血阻滞，在临床中也常有夹湿、夹痰、夹瘀之症，故本病病性以虚为主，同时也虚中夹实，属虚实夹杂。

五、证型分布

本研究该病证型共8种（见附表7），从中可以看出，脾胃气虚型所占频率最高，达88.24%，与病机证素数据中“病位主要在脾胃，根本病机为气虚”相符。

附表7　证型频数统计结果

证型	频数	百分比(%)
脾胃气虚	75	88.24
脾肾阳虚	42	49.41
气虚痰湿	28	32.94
肝肾阴虚	20	23.53

续表

证型	频数	百分比(%)
气血两虚	19	22.35
气阴两虚	5	5.88
气虚血瘀	4	4.71
阴虚火旺	3	3.53

饶旺福教授根据自身多年来对本病的诊疗经验及临床辨治规律将本病证型简单分为脾胃亏虚、肝肾亏虚、大气下陷三大类，因本次病历主要来源于门诊，缺乏重症患者，故在本数据分析中只有脾胃亏虚、肝肾亏虚两种证型。以上数据显示本病有8种证型，这与饶旺福教授观点似乎有所出入，但并不矛盾。本病是一类虚损性疾病，他认为其诊疗首先在于辨病，并指出“气虚”是此病之本，贯穿疾病全程，抓住这个根本矛盾后，根据不同个体的年龄、性别、体质等方面的差异，以及疾病的不同阶段的特点再辨证论治，故其在掌握脾胃亏虚、肝肾亏虚这个大方向后，根据患者具体的阳虚、阴虚、血虚或是夹湿、夹痰、夹瘀等症而辨证施药，执简御繁。

本研究中，绝大多数肝肾阴虚的患者都同时兼夹脾胃气虚，对于肝肾阴虚型的重症肌无力患者，饶旺福认为其主要包括以下三点：首先，重症肌无力是一种慢性虚损性疾病，病程很长，且五脏也是一个整体，脾胃亏虚的患者，久则可及肝肾，致肝肾亏虚；其次，现在很多重症肌无力患者初诊都是在西医院，他们大都因为服用激素疗效欠佳或是惧怕药物副作用而再选择中医，所以这些患者基本上都长期服用过激素，出现亢奋、烘热等副反应，损伤阴液，致水亏火旺，肝肾阴虚；最后，因该病为虚证，故在治疗时会使用大剂量补益剂，就比如说黄芪、红参等药物，往往都偏于温燥，而气有余便是火，服用过长也会损及阴液，出现肝肾阴虚之象。

六、常用药物

本研究通过频数法对重症肌无力病历中的药物进行分析，85例病历中共使用药物102种，频率≥11%的中药共32种（见附表8）。

附表8 中药频数统计结果

中药	频数	百分比(%)
黄芪	85	100
白术	77	90.59
党参	76	89.41
炙甘草	75	88.24
升麻	74	87.06
千年健	73	85.88
千斤拔	69	81.12
柴胡	65	76.47
陈皮	59	69.41
荷叶	59	69.41
茯苓	58	68.24
菟丝子	43	50.59
鸡血藤	38	44.71
太子参	28	32.94
鹿角片	23	27.06
西洋参	23	27.06
木香	22	25.88
知母	22	25.88
墨旱莲	20	23.53
女贞子	20	23.53
生地黄	20	23.53
红参	19	22.35
巴戟天	15	17.65
山药	14	16.47
黄柏	13	15.29
砂仁	12	14.12
薏苡仁	12	14.12
川芎	10	11.76
当归	10	11.76
桔梗	10	11.76
全蝎	10	11.76
山茱萸	10	11.76

根据以上数据可以得出，饶旺福教授在治疗此病方面以益气健脾为根本治疗大法，黄芪用药频次100%、白术90.59%、党参89.41%，“益气健脾”基本贯穿了重症肌无力治疗过程的始终。与前文中对本病主症、病机证素、证型等相关数据的结果：“本病为虚耗性疾病，病位主要在脾胃，病性以气虚为主”相对应。

七、药物剂量

从整体药物使用的最大剂量可以看出，与一般内科疾病相比，饶旺福教授在治疗本病中使用的药物用量偏大，他指出不管是从主症，还是舌象脉象上看，很多重症肌无力患者都表现为一派虚弱之像，一般轻剂对于他们来说根本就是杯水车薪，像这样的沉疴痼疾非重剂不能及之。

附表9 中药用量分析结果

中药	频数	最小剂量	最大剂量	平均剂量	标准差
黄芪	85	15	200	86.88	41.22
白术	77	10	40	34.81	9.16
党参	76	10	50	30.86	9.18
炙甘草	75	6	15	10.12	1.13
升麻	74	4	30	10.68	3.83
千年健	73	8	40	19.27	4.81
千斤拔	68	8	40	19.29	4.95
柴胡	65	4	15	10.23	1.65
陈皮	59	3	12	8.76	2.29
荷叶	59	3	30	9.9	3.05
茯苓	58	10	30	17.5	5.64
菟丝子	43	8	30	20.19	3.42
鸡血藤	38	10	50	44.74	11.33
太子参	28	15	30	30	3.15
鹿角片	23	8	20	18.3	3.97
西洋参	23	20	30	20	3.11
木香	22	4	15	10.5	3.58
知母	22	10	15	12.36	2.19

续表

中药	频数	最小剂量	最大剂量	平均剂量	标准差
墨旱莲	20	12	20	14.3	2.43
女贞子	20	8	30	14.2	4.82
生地黄	20	8	30	16.4	6.22
红参	19	10	20	20	2.13
巴戟天	15	8	20	13.07	3.13
山药	14	10	30	25	7.6
黄柏	13	5	8	5.92	0.76
砂仁	12	6	15	8.83	3.43
薏苡仁	12	30	30	30	0
川芎	10	15	20	17	2.58
当归	10	10	30	16.2	7.96
桔梗	10	8	10	9.6	0.84
全蝎	10	5	6	5.9	0.32
山茱萸	10	12	30	17.8	5.85

八、中药与功效、性味关联分析

研究中药与功效、性味的关系运用关联法，分析功效不同的药物共20种，性味不同的药物共10种，按使用味数的多少依次排序（见附表10、附表11）。

附表10　中药与功效关联统计结果

功效	中药味数	中药（频数）
清热药	13	知母(22)，生地黄(20)，黄柏(13)，蒲公英(9)，密蒙花(5)，淡竹叶(4)，鱼腥草(2)，玄参(2)，夏枯草(2)，黄芩(1)，紫草(1)，野菊花(1)，连翘(1)
解表药	12	升麻(74)，柴胡(65)，荷叶(59)，木贼(7)，葛根(6)，麻黄(2)，防风(2)，桂枝(2)，羌活(2)，细辛(1)，蝉蜕(1)，蔓荆子(1)
补阳药	11	菟丝子(43)，鹿角片(23)，巴戟天(15)，沙苑子(5)，淫羊藿(4)，锁阳(4)，肉苁蓉(3)，杜仲(2)，补骨脂(2)，蛤蚧(2)，鹿角胶(1)
补阴药	10	女贞子(20)，墨旱莲(20)，黄精(8)，桑椹子(7)，枸杞子(5)，百合(4)，龟甲(3)，麦冬(3)，北沙参(3)，褚实子(1)

续表

功效	中药味数	中药（频数）
补气药	8	黄芪(85)，白术(77)，党参(76)，炙甘草(75)，山药(14)，太子参(5)，甘草(1)，人参(1)
活血化瘀药	6	鸡血藤(38)，川芎(10)，牛膝(4)，骨碎补(2)，郁金(1)，透骨草(1)
平肝息风药	6	全蝎(10)，蒺藜(5)，僵蚕(2)，天麻(2)，地龙(1)，牡蛎(1)
化湿药	5	砂仁(12)，苍术(4)，草果(1)，白扁豆(1)，厚朴(1)
化痰止咳平喘药	5	桔梗(10)，苦杏仁(3)，法半夏(1)，浙贝母(1)，天竺黄(1)
利水渗湿药	5	茯苓(58)，薏苡仁(12)，车前子(3)，玉米须(1)，垂盆草(1)
理气药	4	陈皮(59)，木香(22)，枳实(2)，乌药(1)
补血药	3	当归(10)，熟地黄(6)，白芍(3)
收涩药	3	山茱萸(10)，芡实(1)，五味子(1)
杀虫止痒药	2	蜂房(1)，槟榔(1)
止血药	2	仙鹤草(2)，艾叶(1)
祛风湿药	2	千年健(73)，千斤拔(69)
安神药	1	酸枣仁(6)
温里药	1	黑附片(1)
消食药	1	麦芽(1)
泻下药	1	火麻仁(5)

附表11　中药与性味关联统计结果

性味	中药味数	中药（频数）
甘	59	黄芪(85)，白术(77)，党参(76)，炙甘草(75)，升麻(74)，千斤拔(69)，茯苓(58)，菟丝子(43)，知母(22)，生地黄(20)，墨旱莲(20)，女贞子(20)，巴戟天(15)，山药(14)，薏苡仁(12)，当归(10)，蒲公英(9)，黄精(8)，木贼(7)，酸枣仁(6)，熟地黄(6)，桑椹子(7)，葛根(6)，火麻仁(5)，太子参(5)，枸杞子(5)，沙苑子(5)，密蒙花(5)，牛膝(4)，淫羊藿(4)，锁阳(4)，淡竹叶(4)，百合(4)，车前子(3)，麦冬(3)，北沙参(3)，龟甲(3)，肉苁蓉(3)，防风(2)，玄参(2)，杜仲(2)，天麻(2)，桂枝(2)，甘草(1)，褚实子(1)，蜂房(1)，紫草(1)，麦芽(1)，玉米须(1)，蝉蜕(1)，鹿角胶(1)，五味子(1)，芡实(1)，透骨草(1)，天竺黄(1)，黑附片(1)，白扁豆(1)，垂盆草(1)，人参(1)

续表

性味	中药味数	中药（频数）
辛	38	升麻(74)，千年健(73)，千斤拔(69)，柴胡(65)，陈皮(59)，菟丝子(43)，木香(22)，巴戟天(15)，砂仁(12)，川芎(10)，全蝎(10)，当归(10)，桔梗(10)，葛根(6)，蒺藜(5)，苍术(4)，淫羊藿(4)，夏枯草(2)，补骨脂(2)，桂枝(2)，防风(2)，羌活(2)，麻黄(2)，枳实(2)，僵蚕(2)，鱼腥草(2)，厚朴(1)，野菊花(1)，细辛(1)，黑附片(1)，乌药(1)，透骨草(1)，草果(1)，法半夏(1)，艾叶(1)，蔓荆子(1)，槟榔(1)，郁金(1)
苦	35	白术(77)，千年健(73)，柴胡(65)，荷叶(59)，陈皮(59)，鸡血藤(38)，木香(22)，知母(22)，生地黄(20)，女贞子(20)，黄柏(13)，桔梗(10)，蒲公英(9)，木贼(7)，蒺藜(5)，苍术(4)，牛膝(4)，苦杏仁(3)，白芍(3)，玄参(2)，仙鹤草(2)，夏枯草(2)，羌活(2)，枳实(2)，补骨脂(2)，骨碎补(2)，浙贝母(1)，郁金(1)，野菊花(1)，黄芩(1)，厚朴(1)，艾叶(1)，蔓荆子(1)，槟榔(1)，连翘(1)
温	31	白术(77)，千年健(73)，千斤拔(69)，陈皮(59)，鸡血藤(38)，鹿角片(23)，砂仁(12)，当归(10)，川芎(10)，沙苑子(5)，苍术(4)，锁阳(4)，淫羊藿(4)，肉苁蓉(3)，桂枝(2)，骨碎补(2)，杜仲(2)，羌活(2)，麻黄(2)，补骨脂(2)，槟榔(1)，厚朴(1)，五味子(1)，草果(1)，乌药(1)，透骨草(1)，细辛(1)，法半夏(1)，艾叶(1)，白扁豆(1)，鹿角胶(1)
平	26	党参(76)，炙甘草(75)，荷叶(59)，茯苓(58)，菟丝子(43)，山药(14)，全蝎(10)，桔梗(10)，黄精(8)，木贼(7)，酸枣仁(6)，火麻仁(5)，枸杞子(5)，蒺藜(5)，太子参(5)，牛膝(4)，仙鹤草(2)，天麻(2)，蜈蚣(2)，僵蚕(2)，甘草(1)，蔓荆子(1)，芡实(1)，蜂房(1)，麦芽(1)，玉米须(1)
寒	18	知母(22)，生地黄(20)，墨旱莲(20)，黄柏(13)，蒲公英(9)，桑椹子(7)，百合(4)，淡竹叶(4)，车前子(3)，夏枯草(2)，郁金(1)，天竺黄(1)，黄芩(1)，褚实子(1)，紫草(1)，蝉蜕(1)，连翘(1)，浙贝母(1)
咸	9	鹿角片(23)，龟甲(3)，肉苁蓉(3)，僵蚕(2)，蜈蚣(2)，玄参(2)，牡蛎(1)，鹿角胶(1)，紫草(1)
酸	8	墨旱莲(20)，山茱萸(10)，酸枣仁(6)，桑椹子(7)，牛膝(4)，白芍(3)，枳实(2)，五味子(1)
凉	4	女贞子(20)，薏苡仁(12)，葛根(6)，垂盆草(1)
大热	1	黑附片(1)

从中可以得出饶旺福教授用药广泛，其中以补益药、解表药、祛风湿药使用居多，而补益药中的补气药使用频数远远高于其他药物，说明饶旺福教授治疗本病重用补益药，尤其是益气健脾药。研究中解表药使用频数也偏高，

值得说明的是，此处解表药并不取解表之功，而是取其升阳举陷之效。

药物性味数据结果显示五味中甘味药物使用频数最高。本病为虚耗性疾病，治疗用药中频数最高的中药就是补气药，而补气药多为甘味，可见药味与治法、药物频数的分布一致。在四气中提示所用药物以温性频数最多，凉或大热药物使用最少。温性药物有利于气血运行，能温通脏腑、经络，而妄投大寒大热、峻猛之药，恐进一步伤及正气，加剧素体亏虚，从而加重病情。可见饶旺福教授治疗本病时，偏向于温性药，且忌峻猛药，但整体选药仍以性质平和之品为上。

九、常用配伍药物

分析药物的配伍关系能够更好的了解饶旺福教授治疗重症肌无力的固定配对药物，从而更有利于分析其治疗本病的用药经验，以下为p<0.05的配伍药物，共12对（见附表12）。其中黄芪+白术，黄芪+党参，千斤拔+千年健三者置信度高达100，要高于其他配伍药物，这说明三者的配伍较为固定，应用广泛。

附表12　常用药物配伍关系结果

序号	中药1	中药2	频数	置信度	卡方值	p值
1	黄芪	白术	77	100	8.6600	0.0033
2	黄芪	党参	76	100	6.9000	0.0086
3	炙甘草	白术	73	97.33	38.0600	<.0001
4	白术	党参	70	90.91	9.0300	0.0027
5	千斤拔	千年健	69	100	62.1600	<.0001
6	炙甘草	党参	69	92	12.0600	0.0005
7	柴胡	升麻	63	96.92	26.2300	<.0001
8	荷叶	升麻	57	96.61	17.4700	<.0001
9	茯苓	白术	57	98.28	14.5300	0.0001
10	茯苓	党参	55	94.83	9.2700	0.0023
11	鹿角片	菟丝子	22	95.65	26.1700	<.0001
12	墨旱莲	女贞子	18	90	65.0500	<.0001

十、常用方剂分析

本研究常用方剂共7种（见附表13）。

附表13 方剂频数统计结果

方剂	频数	百分比(%)
补中益气汤+四君子汤	39	45.88
补中益气汤	24	28.24
补中益气汤+二至丸	14	16.47
黄芪+知柏地黄丸	3	3.52
黄芪+知柏地黄丸+二至丸	3	3.52
补中益气汤+知柏地黄丸	1	1.18
黄芪生脉汤+左归丸	1	1.18

从以上数据可以得出，饶旺福教授治疗本病时所使用的常用方并不多，大都以复合方为主，而其中又以补中益气汤+四君子汤使用最多，频率达45.88%，远远高于其他选方。但从整个数据表中可知，使用了补中益气汤为主方的方剂总频率可达91.77%，由此可看出，饶旺福教授治疗本病的常用方为补中益气汤，与前文中对本病主症、病机证素、证型、常用药物等相关数据的结果一致，也与“本病为虚耗性疾病，病位主要在脾胃，病性以气虚为主，以益气健脾为根本治疗大法”相对应。

参考文献

1.闫敏,张锦丽,陶小伟,等.重症肌无力治疗现状概述[J].中风与神经疾病杂志,2018,35(11):87-90.

2.劳远琇.重症肌无力之眼病[J].中华眼科杂志,1951,(2):8-19.

3.毛应骥.重症肌无力[J].中华神经精神科杂志,1954,(1):67-71.

4. Osserman K E,Teng P,Kaplan L I .Studies in myasthenia gravis; preliminary report on therapy with mestinon bromide[J].Journal of the American Medical Association, 155.

5.董秀娟,刘小斌.与重症肌无力相关的痿证、四肢无力、肌肉萎缩中医学术源流探讨[J].辽宁中医杂志,2012,39(12):2376-2378.

6. Cooper J D.History of Thymectomy for Myasthenia Gravis[J].Thoracic Surgery Clinics,2019,29(2):151-158.

7.许贤豪.肌无力临床与基础[M].北京:中国协和医科大学出版社,2003.

8.刘风斌.中医、中西医结合治疗重症肌无力的诊疗方案和临床路径广州[S]:广州中医药大学,2010,2.

9.刘坤强.重症肌无力[M].北京:中国医药科技出版社,1999.

10.邓铁涛.邓铁涛临床经验辑要[M].北京:中国医药科技出版社,1998.

11.黄帝内经.素问[M].北京:人民卫生出版社,1979.

12.黄帝内经.灵枢[M].北京:人民卫生出版社,1979.

13.秦越人.难经[M].北京:人民卫生出版社,2009.

14.王叔和.脉经[M].北京:人民卫生出版社,2007.

15.皇甫谧.针灸甲乙经[M].北京:人卫生出版社,2006.

16.巢元方.诸病源候论[M].北京:人民卫生出版社,2009.

17.王冰.玄珠密语[M].北京:中国中医药出版社,2015.

18.刘昉.幼幼新书[M].北京:中国中医药出版社,2015.

19.赵佶.圣济总录[M].北京:人民卫生出版社,2013.

20.陈言.医学全书·三因极一病证方论[M].北京:中国中医药出版社,2010.

21.接传红,高健生整理.秘传眼科龙木论[M].北京:人民卫生出版社,2003.

22.王怀隐.太平圣惠方[M].北京:人民卫生出版社,2016.

23.张子和.儒门事亲[M].天津:天津科技出版社,2000.

24.刘完素.素问玄机原病式[M].孙洽熙,孙峰,整理.北京:人民卫生出版社,2005.

25.李东垣.脾胃论[M].北京:人民卫生出版社,2005.

26.张景岳.景岳全书[M].北京:人民卫生出版社,2007.

27.张景岳.类经[M].北京:学苑出版社,2005.

28.王肯堂.证治准绳[M].北京:人民卫生出版社,2014.

29.叶天士.临证指南医案[M].北京:人民卫生出版社,2006.

30.吴谦.医宗金鉴[M].北京:人民卫生出版社,2006.

31.王履.医经溯洄集[M].上海:上海中医药大学出版社,2011.

32.程国彭.医学心悟[M].北京:人民卫生出版社,2006.

33.高士宗.黄帝素问直解[M].北京:中国医药科技出版社,2014.

34.唐宗海.医学全书:中西汇通医经精义[M].北京:中国中医药出版社,2016.

35.顾锡.银海指南[M].北京:中国中医药出版社,2017.

36.刘渊.医学纂要[M].北京:中国中医药出版社,1999.

37.喻昌.医门法律[M].北京:人民卫生出版社,2006.

38.张锡纯.医学全书:医学衷中参西录[M].北京:中国中医药出版社,2017.

39.郑金生.银海精微[M].北京:人民卫生出版社,2006.

40.朱震亨.丹溪心法[M].北京:人民卫生出版社,2005.

41.施世德.眼科正宗原机启微[M].北京:中国中医药出版社,2015.

42.周慎斋.医学全书:周慎斋遗书[M].海口:海南出版社,2010.

43.楼英.医学纲目[M].重庆:重庆大学出版社,1999.

44.余震.古今医案按[M].北京:人民卫生出版社,2007.

45.谢星焕.得心集医案[M].北京:中国中医药出版社,2016.

46.佚名.眼科奇书[M].北京:中医古籍出版社,1991.

47.黄庭镜.目经大成[M].北京:人民卫生出版社,2006.

48.刘耀先.眼科金镜[M].北京:人民卫生出版社,2006.

49.李用粹.证治汇补[M].北京:人民卫生出版社,2006.

50.柳宝治.柳选四家医案[M].北京:中国中医药出版社,2008.

51.邓中光,邱仕君,邓铁涛.邓铁涛对重症肌无力的认识与辨证论治[J].中国医药学报,1993(2):41-43.

52.李任先,张世平.中医药治疗重症肌无力的经验特色[J].中药新药与临床药理,1991(2):25-28.

53.王会芳,梁惠,任琢珊.任琢珊从脾肾论治重症肌无力经验[J],中国中医药现代远程教育,2015,13(1):31-32.

54.文颖娟.杜雨茂从脾肾辨治重症肌无力经验[J].上海中医药杂志,2014,48(7):1-3.

55.李庚和.老中医张近三治疗重症肌无力症的经验[J].上海中医药杂志,1981(5):15.

56.张海龙,赵晓刚,彭玉英.中医辨证论治重症肌无力经验[J].中国医药指南,2008(2):208-209.

57.张近三,李庚和.重症肌无力症中医辨证施治探讨[J].新医药学杂志,1977(5):24-25.

58.何小刚.从脾肾阳虚论治痿证[J].中医药学报,2014,42(3):129-130.

59.刘洋.中医理论创新琐谈(一)—以肝藏血主筋论治重症肌无力为例[J].中国中医基础医学杂志,2017,23(2):272-274.

61.钟兴华,陈萍.从肝论重症肌无力的理论探讨[J].辽宁中医药大学学报,2010,12(8):83-84.

61.项宝玉.从肝从风论治眼肌型重症肌无力的中医理论研究[J].中西医结合心脑血管病杂志,2012.10(10):1247-1248+1250.

62.赵立诚,李贵芬.眼肌型重症肌无力的中医治疗与体会[J].新医药学杂志,1977,(7):32-34.

63.李婷婷,过伟峰,孙蓉蓉,等.滋养肝肾、补气升清法治疗眼肌型重症肌无力体会[J].中医杂志,2013,54(16):1424-1425.

64.王宝学.董凤声从脾肝肾论治重症肌无力临床经验[J].河北中医,2007,

29(3):197–198.

65.黄经纬,饶旺福.中医辨治重症肌无力探微[J].辽宁中医杂志,2005(12):1281.

66.刘建辉,况时祥.西南地区重症肌无力中医病机特点分析[J].内蒙古中医药,2017,36(3):41–42.

67.林丽,曹惠芬.孟如教授辨治重症肌无力经验举要[J].云南中医学院学报,1998(4):34–35.

68.姜雄,何前松,况时祥.况时祥从“毒”论治重症肌无力的临床经验介绍[J].江苏中医药,2016,48(8):19–21.

69.冉维正,岳喜峰,高芳等.从“伏邪”角度论治重症肌无力[J].中国医药导报,2019,16(12):145–149.

70.苏卫东,陈金亮,胡军勇.重症肌无力虚邪致病浅说[J].中医杂志,2012,53(12):1068–1070.

71.王铁铮.重症肌无力与睢目风·曳候[J].浙江中医杂志,1997(7):323.

72.吴相春,来静.吴以岭诊治重症肌无力的学术思想及经验[J].江苏中医药,2009,41(3):25–26.

73.许凤全.吴以岭教授从奇经和络脉论治重症肌无力经验撷萃[J].四川中医,2006(2):4–6.

74.于振宣,黄坤强,季晓莉.尚尔寿治疗痿证经验[J].中医杂志,1995(9):522.

75.董秀娟.重症肌无力中医证治的文献资料整理研究[D].广州:广州中医药大学,2012.

76.张志慧,陈金亮,胡军勇.重症肌无力危象中医病因病机探讨[J].辽宁中医杂志,2006,33(10):1268–1269.

77.胡军勇,陈金亮,王殿华.扶元调平法治疗重症肌无力危象临床释义[J].上海中医药杂志,2010,44(5):25–26.

78.裘涛.裘昌林教授辨治重症肌无力危象经验撷萃[J],中华中医药杂志,2014,29(12):3847–3849.

79.姚和清.中医治疗重症肌无力3例报道[J].广东中医杂志,1958(5):4–5.

80.俞昌正.中药治疗重症肌无力[J].山东中医学院学报,1977(1):48–50.

81.陈丹.小儿眼肌型重症肌无力对照治疗分析[J].中医杂志,1991,32(8):33.

82.刘作良.复力散治疗眼肌型重症肌无力[J].中国中医眼科杂志,1992,2(1):48.

83.刘小斌.邓铁涛教授诊疗经验整理研究[J].新中医,1998(03):7-9.

84.谢文强."补中益气养血汤"治疗重症肌无力新探[J].江西中医药,2014,45(5):14-15.

85.双晓萍,谭子虎.益气除湿方治疗重症肌无力的临床研究[J].中西医结合研究,2014,6(2):61-64.

86.支惠萍,李庚和.痿病辨治首当"滋培水土"[J].上海中医药杂志,2005(8):39-40.

87.朱有章,张华英.补中益气汤加减治愈重症肌无力[J].云南中医杂志.1982(3):23.

88.李庚和.432例重症肌无力症疗效分析[J].上海中医药杂志,1987(12):2.

89.刘光宪.眼肌型重症肌无力的中医治疗附22例临床观察[J].湖南中医杂志,1988(3):8-10.

90.邓中光.邓铁涛.对重症肌无力的认识附51例临床观察[J].新中医,1988(4):3-7.

91.付玉如,付连超.起痿方治疗重症肌无力12例[J].山东中医杂志,1996,15(1):18.

92.梁明.中药治疗重症肌无力远期疗效观察[J].浙江中西医结合杂志,2001,11(2):94-95.

93.李成文.中药复肌康治疗眼肌型重症肌无力35例[J].上海中医药杂志,2003,37(12):21.

94.吴青,李庚和.健脾补肾法治疗重症肌无力302例[J].山西中医,2005,21(2):20-22.

95.杨明山,卜碧涛.重症肌无力的治疗进展[J].神经损伤与功能重建,2007,14(2):69-74.

96.何春水.当代名医亲献秘验方[M].北京:学苑出版社,2010.

97.徐杰,刘晓平,张玲,等.温运法治疗眼肌型重症肌无力65例[J].湖北中医杂志,1988(4):19-20.

98.周慎.重症肌无力从肝论治[J].中医杂志,1995(9):568.

99.刘少云.尚尔寿教授诊治重症肌无力经验摭拾[J].中医药学刊,2001,19(4):306.

100.陈丽鸽.自拟强力水丸治疗重症肌无力101例[J].河南中医,2002,22(6):58.

101.张宏伟,左淑英,刘丽,从肝论治重症肌无力63例体会[J],现代中西医结合杂志,2002,11(4):337.

102.肖国士.加味四物汤治疗重症肌无力[J].河南中医学院学报,1979(3):15.

103.刘贵生,赵立君.从肝论治重症肌无力1例[J].山西中医,1996:30.

104.张燕平.李声岳治疗眼肌型重症肌无力经验[J].中医杂志,2006,47(02):97.

105.刘小斌,刘有章.邓铁涛教授救治重症肌无力危象的方法与思路[J].河南中医,2004,24(1):18–19.

106.许凤全,陈金亮,胡军勇等.重肌灵系列制剂治疗重症肌无力300例[J].中国中医药科技,2001(5):333–335.

107.李红霞,王自辉.重肌灵散治疗Ⅱ–b型重症肌无力240例[J].陕西中医,2006,27(4):420–421.

108.于春霞,杨柳.制马钱子粉口服治疗重症肌无力30例[J].山西中医,2011,27(4):26–26

109.陈述森.以制马钱子为主治疗重症肌无力3例报道[J].上海中医药报,1964(11):14–15.

110.裘涛,陈眉.炙马钱子胶囊治疗重症肌无力31例临床观察[J].中国中医药科技,2008,15(3):219–220.

111.郑开梅.孙慎初治疗重症肌无力的经验[J].上海中医药杂志,2005.39(7):19–20.

112.张诚,陈金亮,胡军勇.中医对重症肌无力病因病机的探讨[J].光明中医,2000,15(91):12–14.

113.齐玲玲.重症肌无力的中医治疗[J].江西中医药,1998,29(3):17.

104.陈济东,陈贯一.辨证治疗重症肌无力216例[J].浙江中医药大学学报,2003,27(1):34–35.

105.刘弼臣.中医治疗小儿眼肌型重症肌无力21例临床分析[J].中医杂

志,1985(10):43-44.

106.蒋旭宏,张丽萍,裘涛,等.裘昌林教授中药分阶段协同激素治疗重症肌无力[J].浙江中医药大学学报,2015,39(2):109-112.

107.范玲玲.赵尚华临床经典医案集锦[M].北京:中国中医药出版社,2017.

108.张伯礼,王志勇.中国中医科学院名医名家学术传薪集·医案集:内科[M].北京:人民卫生出版社,2015.

109.黄子天.刘小斌教授治疗儿童眼肌型重症肌无力撷验[J].广州中医药大学学报.2012,29(6):719-721.

110.韦企平,燕京韦氏眼科学术传承与临床实践[M].北京:人民卫生出版社,2018.

111.单书健.重订古今名医临证金鉴:痿证卷[M].北京:中国医药科技出版社,2017.

112.王永炎.中国现代名中医医案精粹:第6集[M].北京:人民卫生出版社,2010.

113.王娜,李宝珍.李宝珍辨治小儿重症肌无力经验[J].中医杂志.2010,53(3):252-253.

114.王烈.婴童医案[M].北京:中国中医药出版社,2017.

115.全世建,肖会泉.邓铁涛治疗重症肌无力经验[J].山东中医杂志.2004,23(10):626-627.

116.张洪,罗进华.黄调钧治疗疑难病验案举隅[J].实用中西医结合临床.2005,5(4):58-59.

117.高栓生,朱春晖,李炜,等.裴正学教授治疗眼肌型重症肌无力经验探析[J].甘肃医药,2014,33(3):219-221.

118.熊继柏学术思想与临证经验研究小组整理.一名真正的名中医:熊继柏临证医案实录1[M].北京:中国中医药出版社,2009.

119.奚凤霖.奚凤霖医论医案集[M].北京:中国中医药出版社,2003.

120.杨作楳.临证录[M].兰州:甘肃人民出版社,1980.

121.周兴莲,李广文.李广文主任医师对重症肌无力的诊治特色[J].光明中医.2016,31(16):2327-2330.

122.韦祖元,李广文.李广文老师治疗重症肌无力经验总结[J].云南中医中药杂志.2015,36(10):33-34.

123.仝小林.重剂起沉疴[M].北京:人民卫生出版社,2010.

124.刘叔林.补气增力汤配合针灸治疗重症肌无力[J].山东中医杂志.1984(4):11-12.

125.郭春莉.周绍华神经系统疾病临证心得[J].北京:北京科学技术出版社,2018.7.184-185.

126.孙玉洁.李家庚治疗重症肌无力经验[J].湖北中医杂志.2014,36(6):30.

127.王凯,崔远武,吕玲,等.张伯礼教授治疗痿证(重症肌无力)验案一则[J].天津中医药,2018,35(1):1-3.

128.董建华.中国现代名中医医案精粹:第4集[M].北京:人民卫生出版社,2010.

129.中医杂志编辑部整理.《中医杂志》"专题笔谈"文萃:第一辑 [M].北京:人民卫生出版社,2009.

130.杜雨茂.中国百年百名中医临床医家丛书:杜雨茂[M].北京:中国中医药出版社,2003.

131.董建华.中国现代名中医医案精粹:第3集[M].北京:人民卫生出版社,2010.

132.钱同,蒋旭宏,裘昌林.裘昌林中医治疗重症肌无力经验[J].浙江中西医结合杂志.2016,26(8):687-690.

133.杨伟钦,林海雄,王晓彤,等.刘凤斌教授治疗重症肌无力临床经验总结[J].辽宁中医药大学学报,2018,20(5):75-77.

134.张艳.辽宁省名中医经验集[M].北京:中国中医药出版社,2018.

135.王乐匋,王键.老匋读医随笔[M].北京:中国医药科技出版社,2018.

136.王殿华.陈金亮治疗重症肌无力经验[J].中医杂志,2006(08):583+593.

137.王殿华.陈金亮教授诊治痿证2则[J].中华中医药杂志.2008,23(11):979-980.

138.陈吉全.运用张锡纯宗气理论治疗重症肌无力经验[J].中华中医药杂志.2018,33(3):957-959

139.钟相根.被遗忘的古方[M].北京:中国医药科技出版社,2018.

140.刘小斌,李辉.邓铁涛教授治疗重症肌无力危象2则［J］.新中医,2001,33(10):16-17.

141.中华医学会神经病学分会神经免疫学组,中国免疫学会神经免疫学分会,中国重症肌无力诊断和治疗指南［J］,中华神经科杂志,2015,48(11):934-940,

142.杨小波,黄燕,梁兆晖.细化和重构中医辨治理论模型的探讨[J].医学与哲学(人文社会医学版),2008(5):63-64.

143.黄春华,赵丽群,胡连根.饶旺福治疗重症肌无力[J].江西中医药,2007(05):5-6.

144.李广文.重症肌无力中医实践录[M].北京:人民卫生出版社,2010.

145.刘卫彬.重症肌无力[M].北京:人民卫生出版社,2014.

146.南京中医药大学.中药大辞典[M].上海科学技术出版社,2006.

147.高学敏.中药学[M].北京:中国中医药出版社,2012.

148.叶天士.本草经解[M].北京:学苑出版社,2011.

149.缪希雍.神农本草经疏[M].北京:中国医药科技出版社,2011.

150.张德裕.本草正义[M].北京:中国中医药出版社,2015.

151.张璐.本经逢原[M].北京:中国医药科技出版社,2011.

152.陶弘景.本草经集注[M].北京:学苑出版社,2013.

153.常敏毅.日华子本草辑注[M].北京:中国医药科技出版社,2016.

154.吴仪洛.本草从新[M].北京:中国中医药出版社,2013.

155.李时珍.本草纲目[M].北京:中国医药科技出版社,2016.

156.赵学敏.本草纲目拾遗[M].北京:中医古籍出版社,2018.

157.李忠梓.医学全书:雷公炮制药性解[M].北京:中国中医药出版社,2016.

158.李忠梓.医学全书:本草通玄[M].北京:中国中医药出版社,2016.

159.王启才.针灸治疗学[M].北京:中国中医药出版社,2012.

160.石学敏.针灸学[M].北京:中国中医药出版社,2012.

161.张迪,岳增辉,姜京明,等.针灸治疗重症肌无力临床研究进展[J].辽宁中医药大学学报,2012,14(4):241-243.